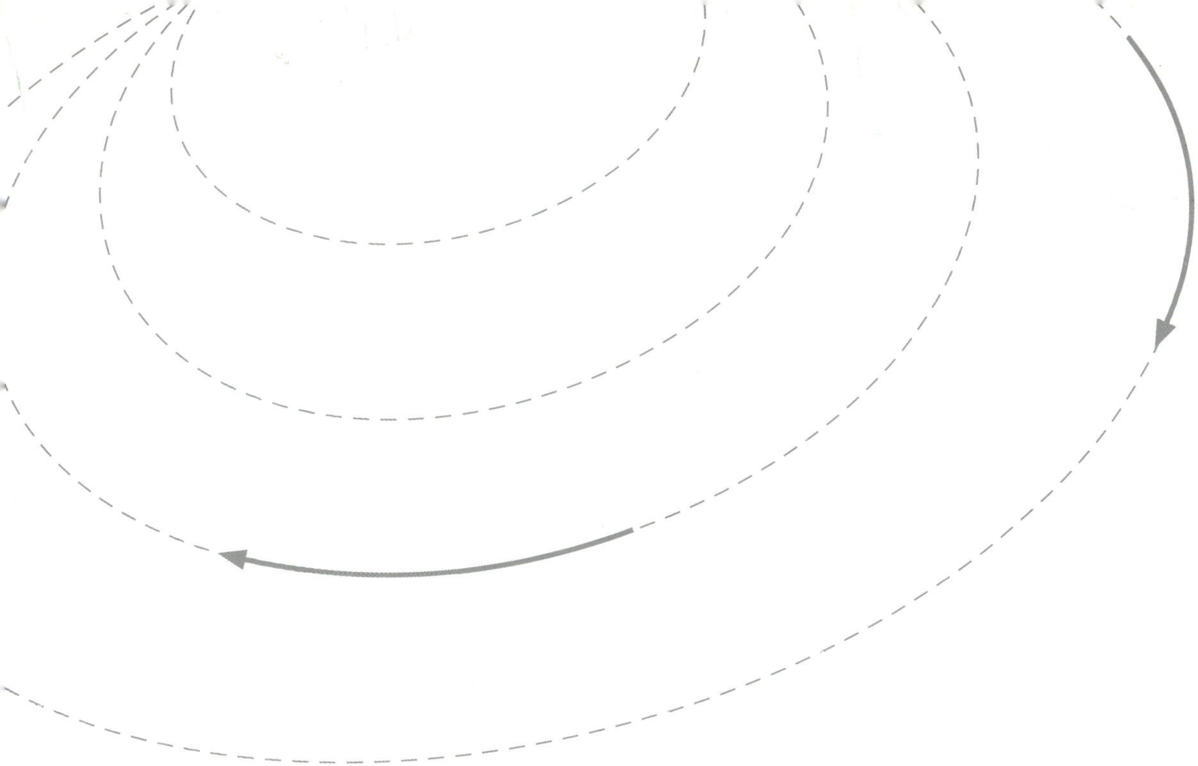

Dr. h. c. Petra Döring

Mehr Energie für Sie!

Magnetschmuck fürs Wohlbefinden

Inhaltsverzeichnis

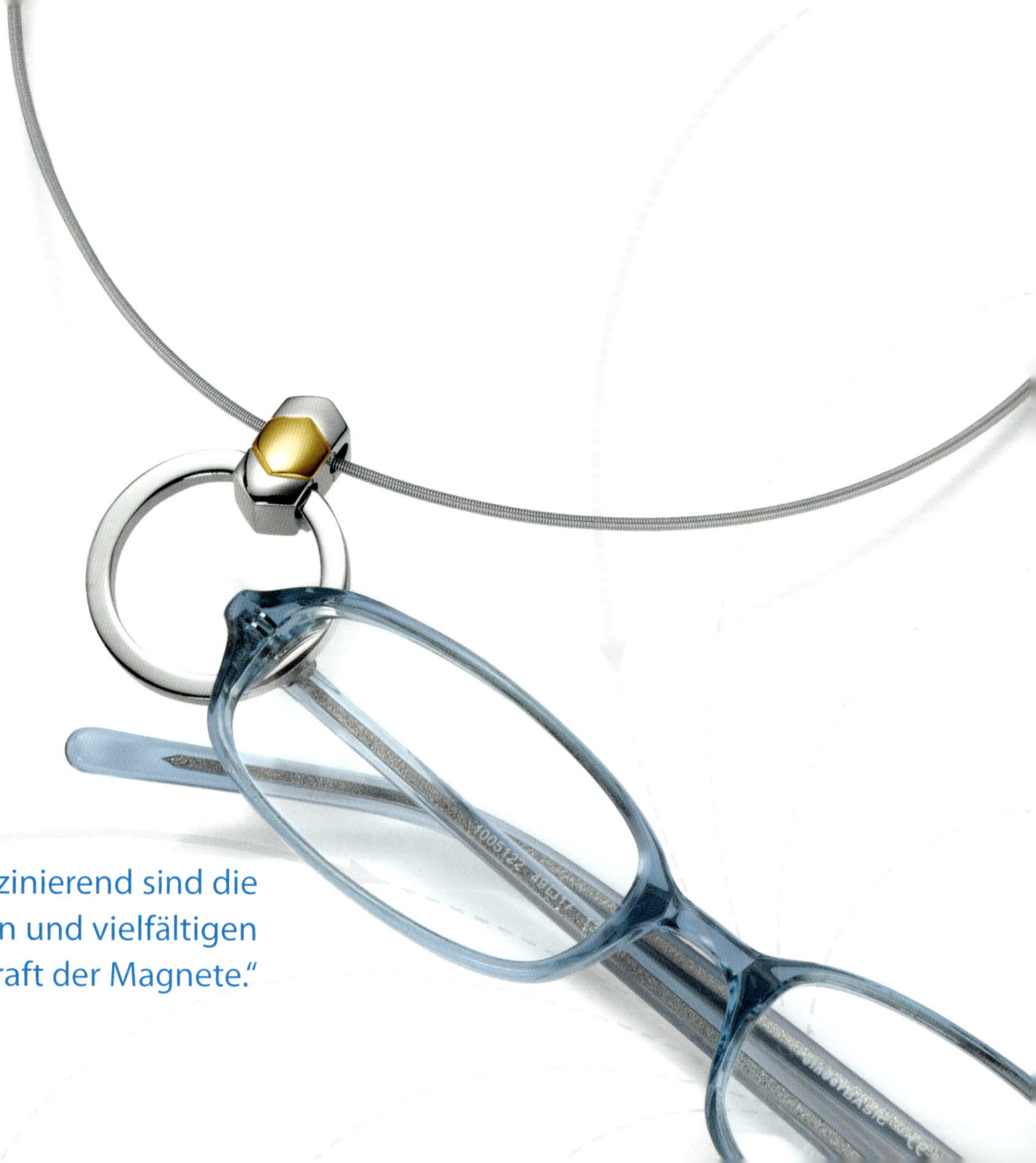

„Immer wieder faszinierend sind die unterschiedlichen und vielfältigen Einsatzbereiche für die Kraft der Magnete."

Magnetschmuck zeigt Wirkung – nicht nur optisch!

Das Wissen um die Kraft der Magnete ist eines der ältesten und historisch hinreichend dokumentierten therapeutischen Verfahren. Es sind in erster Linie Erfahrungstatsachen, dass unter dem Einfluss magnetischer Strahlung die Durchblutung verbessert wird und die körpereigenen Abwehrkräfte mobilisiert werden. Damit haben Homöopathie, Akupunktur und Magnetanwendungen eines gemeinsam: Sie sind zwar nicht wissenschaftlich anerkannt, werden aber millionenfach erfolgreich angewandt und sind weltweit geschätzt.

Man(n) trägt Magnetschmuck und entdeckt die Ur-Kraft der Magnete wieder neu, wenn es etwas mehr sein darf an Kraft, Energie und Stärke. Lange Jahre gab es eher schmucklose Gesundheitsaccessoires, die man verschämt unter dem Ärmel versteckte, und es gab Designerschmuck. Die innovative Kombination aus beidem trifft genau den Nerv der Zeit: Moderner Magnetschmuck kombiniert exklusives, stylishes Design mit der wohltuenden Kraft der Magnete und schafft so die harmonische Verbindung zwischen Ästhetik, Energie und Wohlbefinden. Prominente wie Paris Hilton, Hollywoodstars wie Sharon Stone oder Sir Ben Kingsley, Spitzensportler wie Weltmeister, Olympiasieger und Sieger des Deutschen Derbys in Hamburg, Franke Sloothaak, die zweifache Olympiasiegerin (Abfahrt, Slalom), Weltmeisterin und 16fache Deutsche Meisterin Rosi Mittermaier und Gatte Christian Neureuther, Weltcup-Sieger und 13facher Deutscher Meister, schwören auf Magnetschmuck. Und nicht nur bei ambitionierten Golfern, Reitern oder Skiläufern ist Magnetschmuck ein heißer Insider-Tipp zur Steigerung des Wohlbefindens.

In meinem aktuellen Buch erfahren Sie alles über die Kraft der Magnete und welche Erfahrungen Anwenderinnen und Anwender mit Magnetschmuck gemacht haben. Ich möchte Ihnen einen Weg zu dieser natürlichen Methode zur Steigerung des Wohlbefindens weisen. „Mehr Energie für Sie!" – unter diesem Titel finden Sie Erklärungen dafür, wie und warum Magnetkraft wirkt.

Ich wünsche Ihnen gute, informative Unterhaltung und viel Spaß bei der Lektüre.

Schwindel

Folgeerscheinungen Borreliose

ADS

Chronische Gelenkschmerzen

Beschwerden im Klimakterium

Menstruationsbeschwerden

Senkung des Cholesterinspiegels

Arthrose

Verspannungen

Schlaflosigkeit

Unterstützung von Heilungsprozessen

Muskelverspannungen

Steigerung des allgemeinen Wohlbefindens

Multiple Sklerose

Altersbedingte Beschwerden bei Mensch und Tier (Hüfte, Gelenke)

Rückenschmerzen

Weichteilrheuma

Atembeschwerden

Magnetschmuck – aus Erfahrung gut!

Endlich frei von Rückenbeschwerden, beweglichere Gliedmaßen bei Arthrose oder Rheuma, Erfolge bei Kindern mit ADS, riesige Orchideenblüten, agilere Haustiere – immer wieder erhalten wir Berichte und Zuschriften über die positiven Erfahrungen, die Menschen mit Magnetschmuck und der Magnettherapie machen. Es ist für mich und mein Team immer wieder faszinierend zu hören und zu sehen, auf welch vielfältige Weise sich die Kraft der Magnete zeigt. Mir ist es deswegen wichtig, Ihnen eine Auswahl von Erfahrungsberichten zu präsentieren, in denen Anwenderinnen und Anwender von ihren ganz persönlichen Erlebnissen und Erfolgen mit der Magnettherapie erzählen.

Lesen Sie, wie Magnetschmuck zu einem Leben mit mehr Energie und weniger Schmerzen verholfen hat – und dies bei den unterschiedlichsten Krankheitsbildern (siehe linke Seite).

Mein herzlicher Dank gilt allen, die auf den nachfolgenden Seiten über sehr private Dinge berichten – dies ist nicht selbstverständlich! Hervorzuheben ist, dass diese Menschen damit anderen helfen wollen. Sie haben alle ein ehrliches Bedürfnis, mit ihren Berichten dazu beizutragen, dass möglichst viele Personen von der Magnettherapie und ihrer vielfältigen Wirkung erfahren.

Petra Döring

Dr. h. c. Petra Döring

„Ich testete ein Magnetarmband, und meine Beschwerden besserten sich tatsächlich innerhalb weniger Tage. Endlich konnte ich wieder gut schlafen und wachte nicht mehr vor Schmerzen auf."

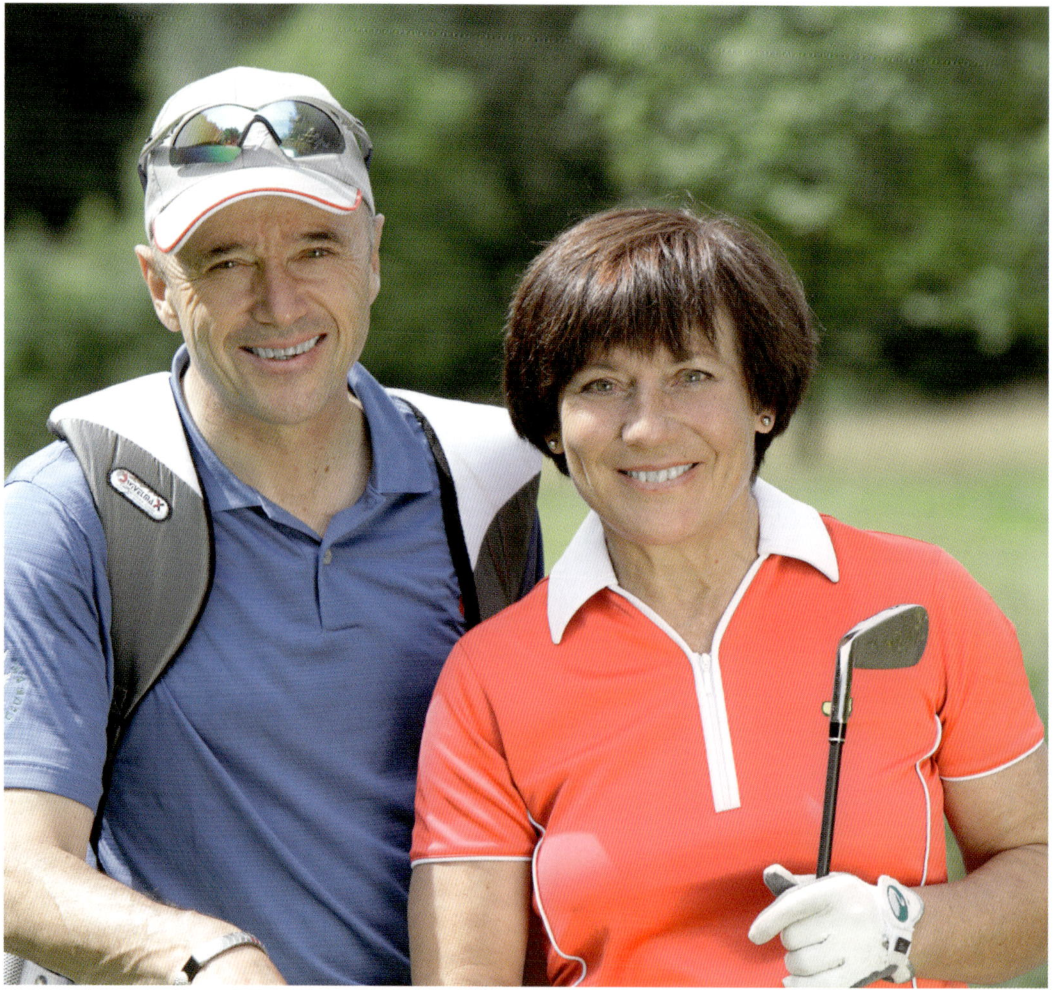

Rosi Mittermaier & Christian Neureuther schwören auf Magnetschmuck

Ihre großen sportlichen Erfolge feierten die beiden in den 1970er Jahren. „Gold-Rosi" gewann bei den Olympischen Winterspielen 1976 in Innsbruck bei allen drei Skiwettbewerben eine Medaille: Gold in der Abfahrt und im Slalom, Silber im Riesenslalom. Im selben Jahr wurde sie dreifache Weltmeisterin und Gesamtweltcupsiegerin. Sportjournalisten wählten die 16-fache deutsche Meisterin daraufhin zur Sportlerin des Jahres.

Seit 1980 ist Rosi Mittermaier mit dem ehemaligen Skirennläufer Christian Neureuther verheiratet. Er errang 13 Deutsche Meistertitel und zahlreiche Weltcupsiege. So gewann er u. a. die schwersten Slaloms in Kitzbühel, Wengen und Garmisch-Partenkirchen. Hinzu kommen insgesamt 27 Podestplätze bei Weltcup-Rennen und zwei 5. Plätze bei Olympischen Spielen. Sohn Felix ist als Skirennläufer erfolgreich in die Fußstapfen der Eltern getreten. Tochter Ameli arbeitet ebenfalls mit großem Erfolg als Mode-Designerin.

Rosi Mittermaier und Christian Neureuther engagieren sich für die Gesundheitsförderung in der breiten Öffentlichkeit. Der deutschlandweite Erfolg des Gesundheitssports „Nordic Walking" ist besonders ihrem Engagement zu verdanken. Beide sind aber auch begeisterte Langläufer und Golfer. Mehrfach für Fairness und Toleranz ausgezeichnet, ist Rosi Mittermaier nationale Botschafterin für Fair Play im Sport im Europäischen Parlament. Rosi Mittermaier ist persönliches Mitglied im DOSB. Ehrenbotschafterin für die Ski-WM 2011 in Garmisch-Partenkirchen und Kuratoriumsmitglied bei der Münchner Bewerbung für die Olympischen Spiele 2018. Christian Neureuther ist im Präsidium der Ski-WM 2011 und im Aufsichtsrat des Deutschen Skiverbandes.

Die beiden ehemaligen Skistars sind von der positiven Wirkung des Magnetschmucks begeistert. Kennengelernt haben die beiden den Schmuck mit Wirkung vor zwei Jahren in Reit im Winkl. Wegen seiner starken Rückenverspannungen empfahl ihm ein Freund. Magnetschmuck auszuprobieren: „Ich testete ein Magnetarmband, und meine Beschwerden besserten sich tatsächlich innerhalb weniger Tage. Endlich konnte ich wieder gut schlafen und wachte nicht mehr vor Schmerzen auf." Seit dieser Zeit trägt er Tag und Nacht sein Magnetarmband. Rosi Mittermeier ergänzt: „Der Magnetschmuck sieht nicht nur toll aus, sondern tut auch gut. Auch ich trage immer ein Armband oder eine Kette. Besonders begeistert bin ich von der harmonisierenden Wirkung der Magnete, die je nach körperlichem Bedarf Energie spenden oder beruhigend wirken." Mittlerweile hat das sympathische Erfolgs-Duo Mittermaier-Neureuther die ganze Familie und alle Freunde mit modern designtem Magnetschmuck ausgestattet.

Rückenverspannung
harmonisierende Wirkung

„Ich spüre, dass Magnetschmuck einfach gut tut."

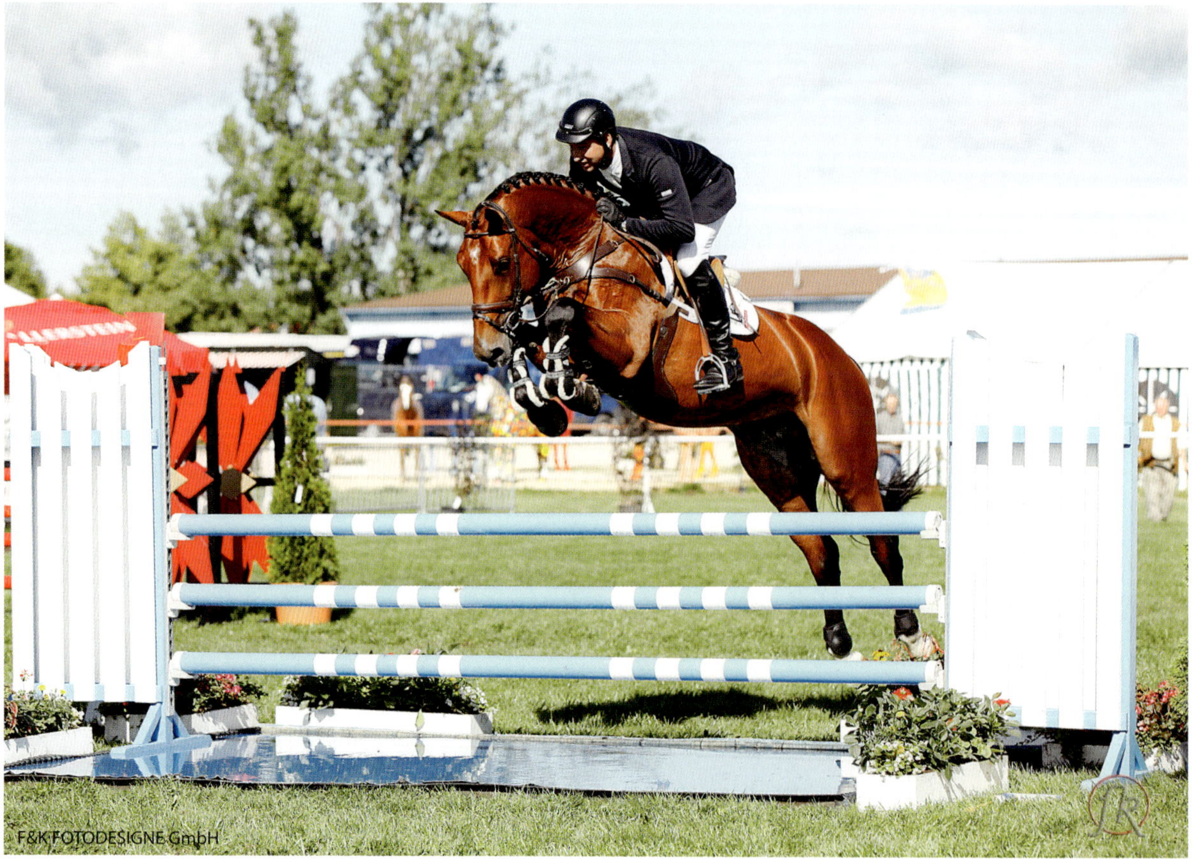

Weltmeister und Olympiasieger Franke Sloothaak: Von Kopf bis Fuß auf Magnetkraft eingestellt …

Franke Sloothaak (51) reitet seit seinem zehnten Lebensjahr. Gut vierzigmal im Jahr ist der von Alwin und Paul Schockemöhle ausgebildete Top-Springreiter auf den größten nationalen und internationalen Turnieren unterwegs, trainiert für und reitet bei Europa- und Weltmeisterschaften oder Olympia. Mehr als 30 Medaillen- und Auszeichnungen hat der gebürtige Holländer bereits für Deutschland gewonnen – vor allem mit seinem Lieblingspferd Joli Cœur. Schon zu Beginn seiner Reiterkarriere erkannte der Pferdenarr, wie wichtig die körperliche und seelische Gesundheit von Mensch und Pferd im Hochleistungssport sind. So begann er, sich für alternative Gesundheitsprävention und Therapieformen zu interessieren. Neben Reiki und Homöopathie gehörte auch die Magnettherapie dazu. „Angefangen haben wir in den 1970er Jahren mit Pferdeanhängern, deren Wände mit Magneten ausgestattet waren", berichtet Sloothaak, der seit 1996 einen Reitstall mit 28 Pferden in Borgholzhausen betreibt. „Da haben wir die Pferde circa 30 Minuten hineingestellt, wenn sie nervös oder auch energielos waren. Bei Knochenrissen benutzten wir eine mit Magneten ausgeschlagene Tonne, in die wir das Bein des Pferdes für 15 bis 30 Minuten stellten. Die Tiere reagierten sehr sensibel auf die Magnetkraft, Verletzungen und andere Beschwerden konnten wir mit dieser Methode in kürzester Zeit therapieren. Heute arbeiten wir viel mit Magnetdecken. Der Vater zweier Kinder trägt selbst bereits seit den 70er Jahren Magnetarmbänder. „Seit Kurzem gibt es auch welche mit richtig tollen Designs. Ich trage sie auch bei Turnieren", berichtet der Spitzensportler. „Ich spüre einfach, dass es mir gut tut."

Bei Pferden:

Nervosität
Energielosigkeit
Knochenrisse
Verletzungen

Mit Mut und Magnetschmuck das Leben meistern

Schulterschmerzen
Phantomschmerzen

Resignation – dieses Wort existiert nicht im Wortschatz von Thomas Messer. Als 17-Jähriger verlor der damals schon ambitionierte Sportler (aktive Fußballkarriere in der Jugendmannschaft des VfB Stuttgart und Baden-Württembergische Auswahl) bei einem unverschuldeten Verkehrsunfall sein linkes Bein. Dennoch hat er Karriere gemacht: beruflich, sportlich und privat!

Nach dem Unfall war der Traumberuf Koch nicht mehr möglich, also sattelte Thomas Messer auf Informatik, später auf Betriebswirtschaft um. Heute ist er Direktor einer der größten europäischen Wirtschafts- und Unternehmensberatungen. Schon bald nach dem Unfall war er auch wieder sportlich aktiv, konzentrierte sich auf die Leichtathletik und räumte ab: Der passionierte Sportler wurde mehrmals Baden-Württembergischer Meister der Behinderten im Fünfkampf, bereitete sich für die Paralympics 1996 in Atlanta vor – bis er sich bei den Trainingsvorbereitungen die Schulter so schwer verletzte, dass er nicht nur nicht mehr an den Spielen teilnehmen, sondern seine Leichtathletik-Karriere beenden musste.

Doch wieder kam Thomas Messer alles in den Sinn, nur nicht Aufgeben. So schwang er sich aufs Rad und startete erstmals 2002 erfolgreich bei den Bahnradmeisterschaften in Augsburg (Silbermedaille über 1000 Meter); belegte im selben Jahr im Europa-Cup 2002 Platz acht, 2003 war er schon Fünfter. 2004 radelte er bei den Paralympics in Athen für Deutschland gegen eine starke Konkurrenz auf den achten Rang auf der 1000-Meter-Strecke. Von 2004 bis 2006 folgten Europa- und Weltmeisterschaft. „Behinderte haben einen anderen Ehrgeiz als normale Menschen. Sie wollen sich beweisen. Ich kann jedem Behinderten nur raten, Sport zu treiben."

„Mein Motto lautet, immer alles auszuprobieren. Bereits vier Tage nachdem ich den Therapiemagneten angelegt hatte, spürte ich deutlich weniger Schmerzen und war beim Training belastbarer. Nach einer weiteren Woche hatten sich die Schmerzen bestimmt um 70 Prozent reduziert."

Trotz aller Disziplin, Kondition und vielem Training: Vor Sportverletzung ist auch Thomas Messer nicht gefeit: Die lädierte Schulter schmerzte ebenso wie das strapazierte Knie, fast unerträgliche Phantomschmerzen im Beinstumpf gehörten zum Alltag. Alternativen Heilmethoden wie der Homöopathie gegenüber ist der Wirtschaftswissenschaftler aufgeschlossen. Also nahm er auch das Geschenk seiner Lebensgefährtin Jutta, einen Therapiemagneten, gern an. „Mein Motto lautet, immer alles auszuprobieren. Bereits vier Tage nachdem ich den Therapiemagneten angelegt hatte, spürte ich deutlich weniger Schmerzen und war beim Training belastbarer. Nach einer weiteren Woche hatten sich die Schmerzen bestimmt um 70 Prozent reduziert."

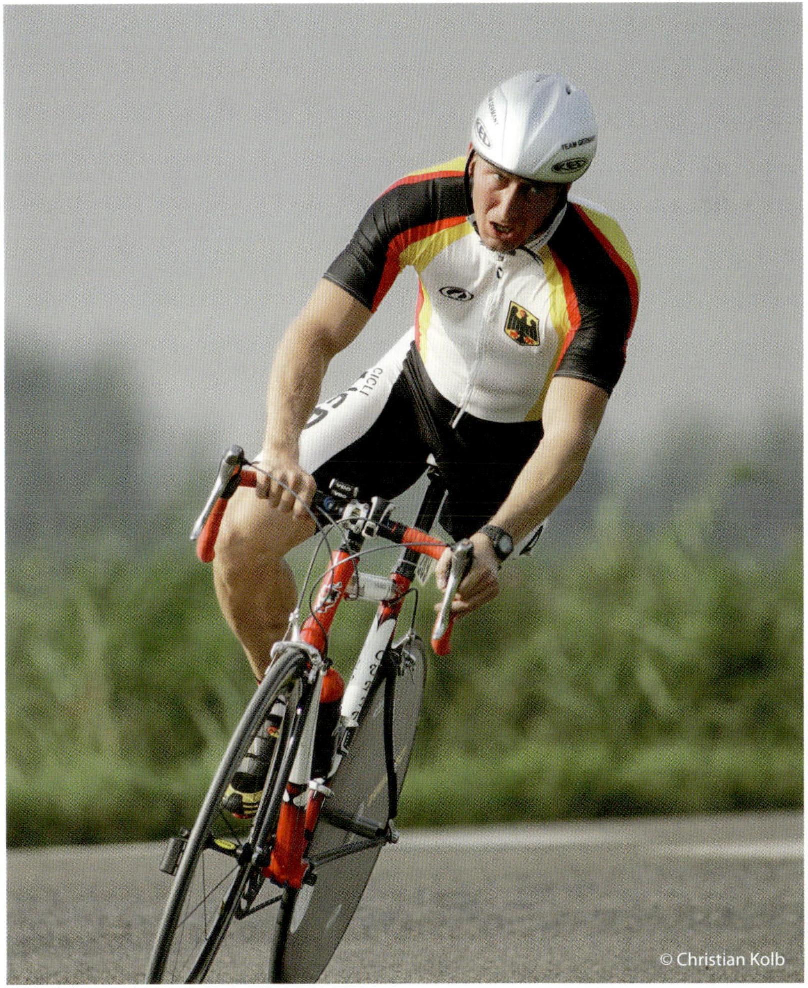
© Christian Kolb

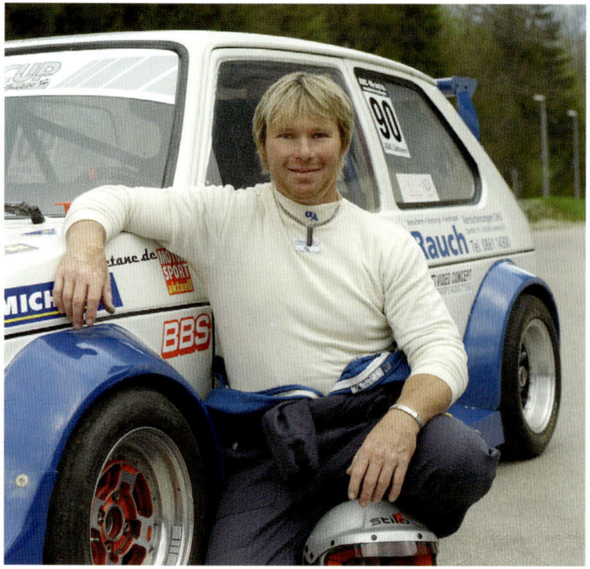

Magnetschmuck macht das Rennen: mit Magnetarmband wieder in Pole Position

Guido Peter (42) liebt seinen Beruf als Polier und die Herausforderung bei seinem Hobby: dem Autorennsport. Seit fünf Jahren fährt der sportliche Bayer anspruchsvolle Bergrennen. Das bedeutet neben jeder Menge Spaß auch extreme körperliche Anstrengung. „Schließlich will man ja gewinnen!" Die extremen Dauerbelastungen, denen sich Guido Peter aussetzte, blieben nicht ohne Folgen: Er litt unter chronischen Gelenkschmerzen und Muskelverspannungen. Hinzu kamen Schmerzen durch eine lädierte Bandscheibe und Schlaflosigkeit. „Irgendwann habe ich gemerkt, dass ich meine körperlichen Beschwerden mit konventionellen Therapien nicht mehr in den Griff bekomme und begab mich auf die Suche nach Alternativen."

„Irgendwann habe ich gemerkt, dass ich meine körperlichen Beschwerden mit konventionellen Therapien nicht mehr in den Griff bekomme und begab mich auf die Suche nach Alternativen."

„Meine Frau schwört zwar schon seit langer Zeit auf Magnetschmuck, aber ich habe ihre Berichte über die Wirkung der Ringe, Ketten und Armbänder nicht wirklich geglaubt. Da ich mich körperlich damals aber sehr schlecht fühlte, kaufte ich mir – inspiriert von den positiven Erfahrungen meiner Frau – ein Magnetarmband. Bereits nach zwei Monaten bemerkte ich zu meinem Erstaunen, dass ich endlich wieder durchschlafen konnte. Nach und nach verschwanden auch meine Glieder- und Bandscheibenschmerzen. Mein gesamtes Wohlbefinden verbesserte sich sehr deutlich. Dank Magnetschmuck konnte ich wieder Vollgas geben."

Chronische Gelenkschmerzen
Muskelverspannungen
Bandscheibenschmerzen
Schlaflosigkeit

Die wohltuende Wirkung von Magnetschmuck und Magnet-Accessoires überzeugt auch Skeptiker wie Guido Peter, zeigt diese Erfahrung. Vielen seiner Kollegen und Sportfreuden hat er Magnetschmuck bereits weiterempfohlen. „Denen hat er ebenfalls geholfen!"

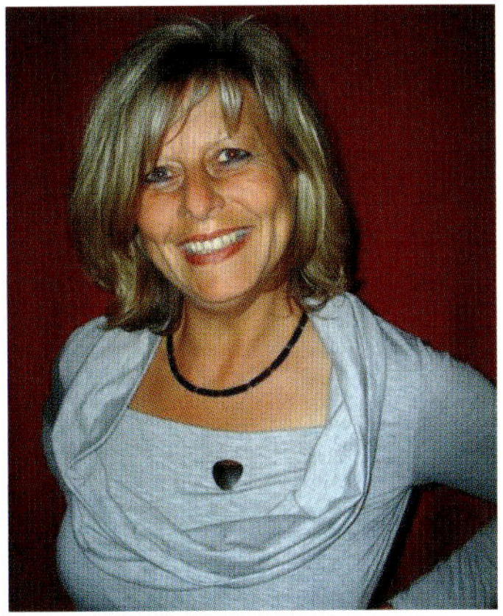

Magnet-Power gegen Mehrfacherkrankung: Ein Therapiemagnet und Magnetschmuck machten das Leben wieder lebenswert

„Eine Viertelstunde später spürte ich eine Veränderung in meinem Körper."

Rückenschmerzen
Bauchschmerzen
Fibromyalgie
Weichteilrheuma
Spondylolyse
(Lendenwirbelbeschwerden)

Zehn lange Jahre litt Astrid Schmack-Ross (45) unter starken Rückenschmerzen, zu denen im Laufe der Zeit viele weitere körperliche Beschwerden kamen – von Bauchschmerzen bis zu Fibromyalgie, eine Art Weichteilrheuma, das den gesamten Bewegungsapparat einschränkt. Später diagnostizierten die Ärzte zudem eine Spondylolyse, die Bildung eines Spalts im Gelenkfortsatz eines Lendenwirbels bei ihr. „Doch niemand wollte das operieren. Ich musste permanent Schmerzmittel einnehmen und habe viele schulmedizinische Therapien durchlaufen, aber dadurch keine dauerhafte Besserung erfahren".

Im Juli 2006 veränderte sich das Leben von Astrid Schmack-Ross radikal. „Mir fiel an einem Magnet-schmuckstand ein Magnet-Accessoire auf, das bei lokalen Schmerzen überall am Körper angebracht werden kann. Ich war wie elektrisiert. Die Magnetschmuckberaterin informierte mich ausführlich und kompetent über die natürliche Kraft der Magnete. Beeindruckt von den Schilderungen über die wohltuende Wirkung von Therapiemagneten kaufte ich einen solchen und brachte ihn gleich am Slip an." Die Wirkung trat schnell ein, wie Astrid Schmack-Ross weiter berichtet.

„Eine Viertelstunde später spürte ich eine Veränderung in meinem Körper. Was war passiert? Ich konnte ohne Schmerzen gehen, mein Rücken und Unterleib entspannten sich. Eine wohlige Wärme breitete sich in mir aus. Zwei Wochen später konnte ich sogar wieder schmerzfrei joggen. Seitdem trage ich mein Magnet-Accessoire permanent." Ein Kupferarmband, das sich Astrid Schmack-Ross kurze Zeit später zulegte, verstärkte nochmals ihr neues körperliches und seelisches Wohlbefinden. Mittlerweile tragen auch ihre Familie, Freundinnen und Freunde Therapiemagneten und wissen diese u. a. gegen Menstruations- und Gelenkbeschwerden zu schätzen.

Toller Erfolg bei ADS: Magnetarmband statt Ritalin

„Marc wollte seine Medizin schon nach einem Jahr nicht mehr einnehmen, er hatte eine richtige Aversion entwickelt."

ADS: Konzentrationsstörungen Hyperaktivität

Marc Hediger (12) ist ein aufgeweckter, fröhlicher Junge. Bereits im Kindergarten wurde bei ihm ADS (Aufmerksamkeitsdefizitsyndrom) festgestellt. Die psychische Störung äußert sich durch Konzentrationsschwierigkeiten und Hyperaktivität. „Therapiert wurde das jedoch zunächst nicht", erzählt seine Mutter Manuela (40). Im Kindergarten konnte sich das Kind noch austoben. Auch in den ersten beiden Schuljahren lief zunächst alles ziemlich glatt. Marc Hediger hatte zwar Konzentrationsschwächen, doch sein hyperaktives Verhalten blieb in einem gewissen Rahmen. In der dritten Klasse stiegen die Ansprüche an seine schulischen Leistungen, und die typischen ADS-Symptome verstärkten sich. Die Lehrer rieten den Eltern nun zu einer gezielten Behandlung, da Marc den Unterricht störte. Der behandelnde Arzt verschrieb ein gängiges Medikament, das nach Herstellerangaben Kindern mit „hyperkinetischen Verhaltensstörungen im Rahmen einer Gesamttherapie" verordnet wird. Dieses Medikament ist kein Heilmittel, sondern unterdrückt lediglich Symptome und muss daher kontinuierlich eingenommen werden. „Doch Marc wollte seine Medizin schon nach einem Jahr nicht mehr einnehmen, er hatte eine richtige Aversion entwickelt", berichtet seine Mutter. Manuela Burlet suchte nach verschiedenen alternativen Behandlungsmöglichkeiten für ihren Sohn,

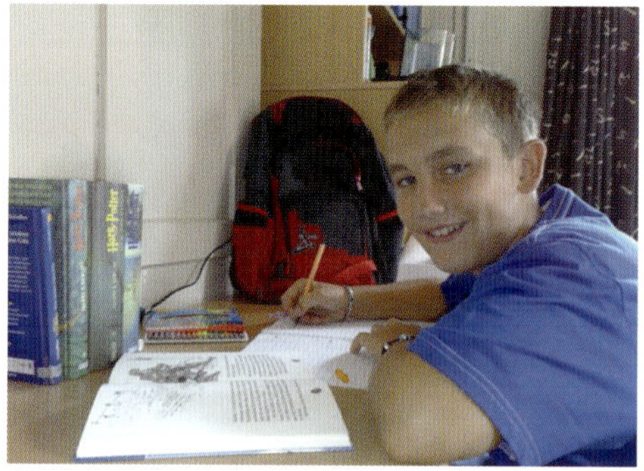

die zeigten jedoch allesamt keine grundlegende Wirkung. „Schließlich kaufte ich für Marc ein Magnetarmband." Sie selbst hatte Magnetschmuck kurz zuvor als wohltuend kennengelernt und dachte: „Schauen wir einfach mal, was passiert." Die Wirkung zeigte sich bei ihrem Sohn schnell: „Schon nach wenigen Tagen wurde Marc spürbar ruhiger. In der Schule konnte er sich besser konzentrieren. Beschwerden seitens der Lehrer bekamen wir keine mehr. Marc gefällt der Magnetschmuck mittlerweile so gut, dass er sich auch einen Ring und eine Kette von mir wünschte, weil ihm der Magnetschmuck nicht nur gut tut, sondern auch gut steht", freut sich seine Mama.

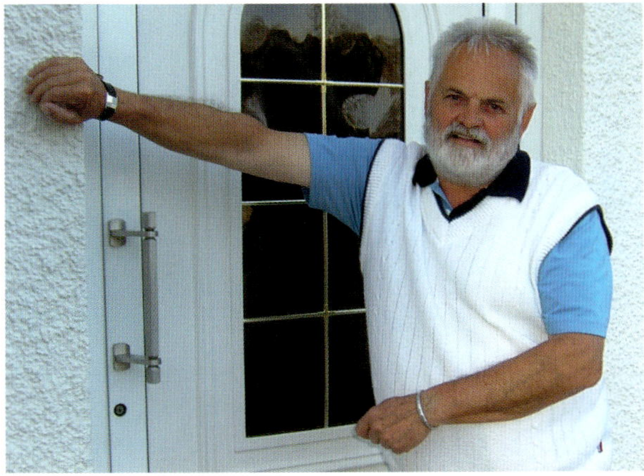

Nach Borreliose-Diagnose: Magnetarmband macht eingeschlafene Arme munter

Hans-Jürgen Remschnigg (65) tobt am liebsten mit seinem Enkelsohn in der freien Natur herum. Der glückliche Großvater und pensionierte Hüttenmeister weiß seine Gesundheit und Beweglichkeit zu schätzen. Denn damit wäre es vor vier Jahren beinahe vorbei gewesen. Durch einen Zeckenbiss am Fuß schwoll dieser so an, dass er wochenlang keinen Schuh mehr anziehen konnte. Alle Knochen und Gelenke taten ihm weh. Borreliose lautete die Diagnose. Diese Infektionskrankheit ist in einem frühen Stadium zwar gut mit Antibiotika behandelbar, die Beschwerden können jedoch zeitlebens zurückkehren. Bei Hans-Jürgen Remschnigg reagierte der Körper nach sechs Wochen auf die Medikamente positiv und die Symptome verschwanden. Bis auf eins: „Meine Arme schliefen jede Nacht ein", erinnert sich der passionierte Hobbykoch und Golfspieler.

„Jeden Morgen wachte ich mit einem unangenehmen Kribbeln in den Armen auf, das nur durch kräftiges Schütteln und Reiben wieder verschwand. Manchmal schreckte ich sogar mitten in der Nacht auf und schlenkerte meine Arme wie wild, um die Taubheit zu vertreiben."

„Am nächsten Morgen wachte ich das erste Mal seit mehr als drei Jahren ohne eingeschlafene Arme auf."

Drei Jahre später, im Oktober 2008, schenkte ihm seine Gattin Monika ein Magnetarmband zum Geburtstag. Sie selbst bekämpft mit Magnetschmuck seit Jahren erfolgreich eine Muskelentzündung. „Das habe ich oft belächelt und legte das sogenannte Power-Magnetarmband nur an, weil mir das Design ausgesprochen gut gefiel. Dann geschah ein Wunder. Ich behielt das Armband über Nacht an und wachte am nächsten Morgen das erste Mal seit mehr als drei Jahren ohne eingeschlafene Arme auf. Und so blieb es bis heute."

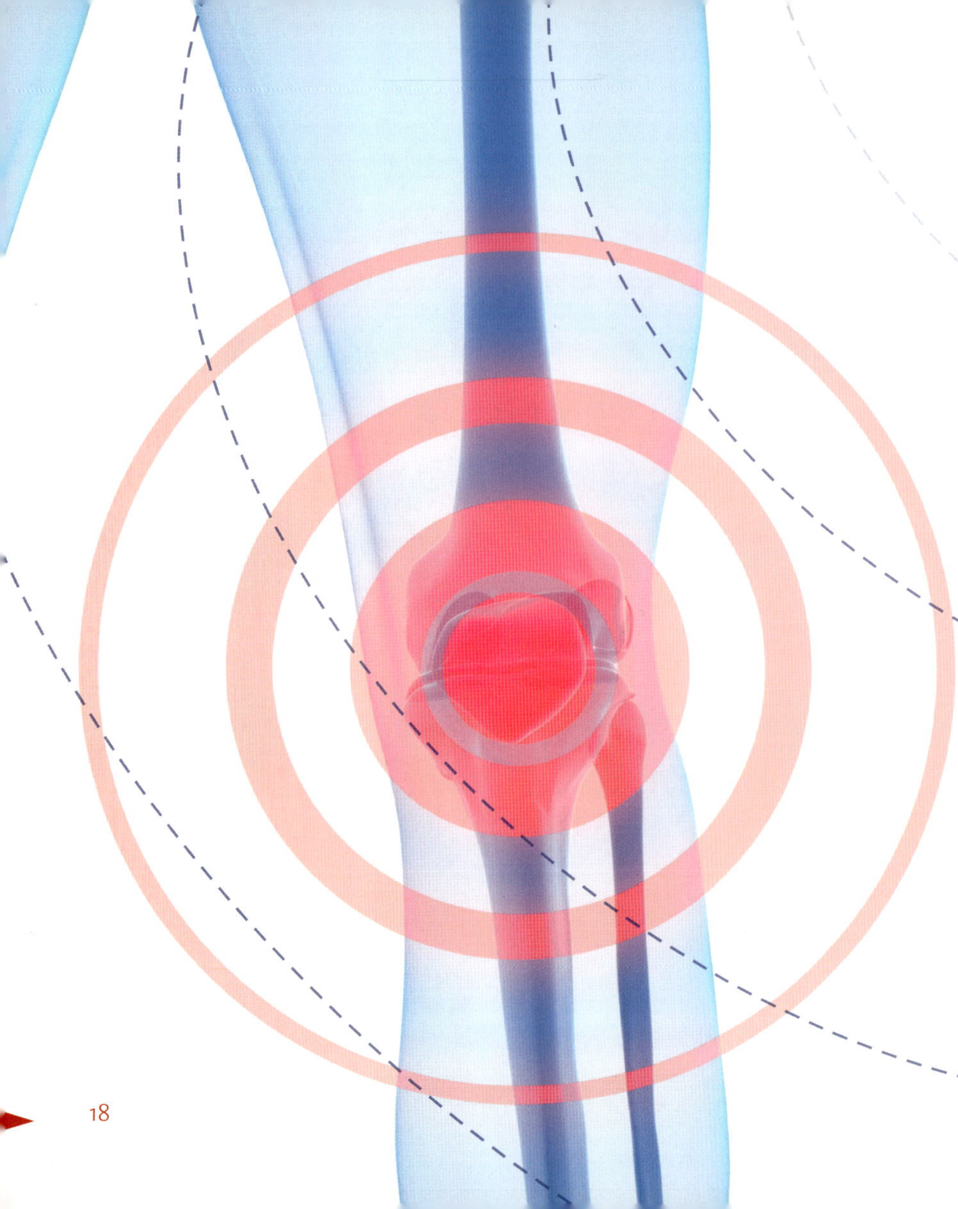

Rheuma

Rheuma kommt aus dem Griechischen und bedeutet eigentlich einen ziehenden, reißenden Schmerz. Heute verstehen wir darunter alle Krankheiten im Bereich des Bewegungsapparates (z. B. Gelenke, Gelenkkapseln, Knochen, Muskulatur oder Sehnen), die nicht durch eine Verletzung oder durch tumorartige Veränderungen hervorgerufen worden sind.

„Rheuma“ ist damit keine Diagnose im engeren Sinne, auch keine einheitliche Krankheit. Vielmehr fallen unter den Oberbegriff Rheuma etwa 400 einzelne Erkrankungen, die sich zum Teil ähneln, die zum Teil aber völlig unterschiedlich sind, in ihrer Ursache, der Art ihrer Symptome, aber auch in ihrem Verlauf, in ihrer Behandlung und in ihren Folgen.

Rheumatische Erkrankungen beschränken sich zudem nicht allein auf den Bewegungsapparat. Da Rheuma eine Erkrankung von Bindegewebsstrukturen ist und Bindegewebe praktisch überall im Körper vorhanden ist, können fast alle Organe im Körper bei einer entzündlich-rheumatischen Erkrankung beteiligt sein.

Arthrose

Bei Arthrose (Gelenkverschleiß) nutzt sich die Knorpelschicht des Gelenks nach und nach ab. Der Gelenkverschleiß zieht mit der Zeit auch Knochen, Muskeln, Gelenkkapseln und Bänder in Mitleidenschaft. Die Abnutzungserscheinungen bei Arthrose sind sehr schmerzhaft. Der Verschleiß kann an allen Gelenken auftreten. Am häufigsten sind jedoch die Wirbelsäule, Hüft-, Knie-, Hand- oder Fußgelenke von Arthrose betroffen. Also jene Gelenke, die im Alltag am stärksten strapaziert werden.

Arthrose ist zwar nicht heilbar, aber man kann die Beschwerden lindern und das Fortschreiten der Krankheit verlangsamen. In schweren Fällen muss das Gelenk durch ein Kunstgelenk (Endoprothese) ersetzt werden.

Arthrose ist die am häufigsten auftretende Gelenkerkrankung weltweit. Im Lauf ihres Lebens sind fast alle Menschen mehr oder weniger stark von Arthrose betroffen. Exakte Zahlen zur Häufigkeit der Arthrose gibt es nicht. Nach jüngsten Schätzungen des Robert-Koch-Instituts und des Statistischen Bundesamtes leidet etwa jeder 10. bis 20. Bundesbürger zwischen 50 und 60 Jahren unter Arthroseschmerzen in den Knien oder Hüften. Ältere Menschen sind noch häufiger betroffen. Erbliche Veranlagung (vor allem bei Fingergelenks-Arthrose), angeborene Fehlstellung der Gelenke (z. B. Hüftgelenksdysplasie, X-Beine/O-Beine), langjährige Überlastung (z. B. durch harte körperliche Arbeit, Übergewicht oder Leistungssport) und Stoffwechselerkrankungen (z. B. Diabetes mellitus) begünstigen den Gelenkverschleiß.

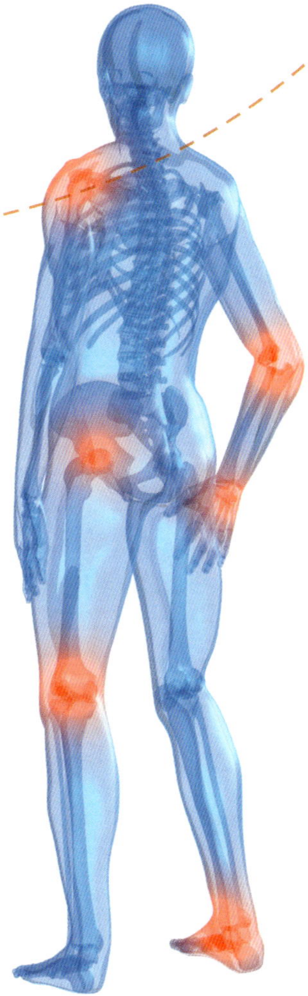

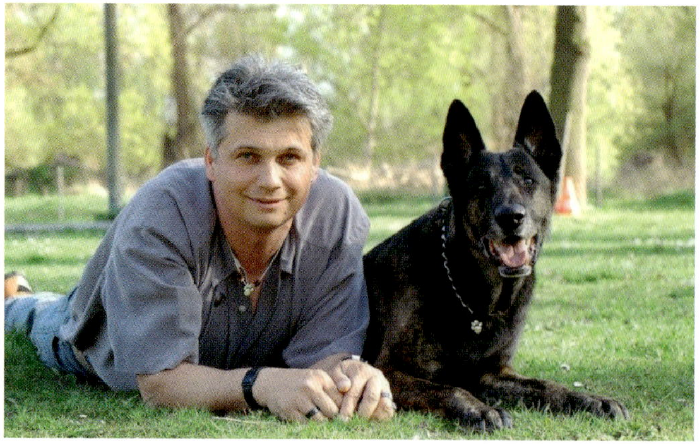

„Beim Spaziergang springt er wieder übermütig herum, fordert zum Spielen auf."

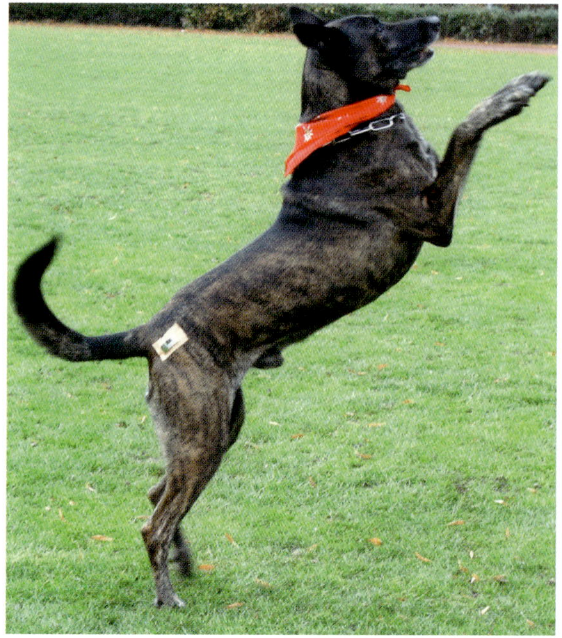

Dank Magnetkraft: tierisch gut drauf

Rainer Maria Sydow:
Multiple Sklerose
Müdigkeit

Hund „Rehlein":
Energielosigkeit

„Was hat Ihr Hund denn für ein Pflaster auf dem Fell? Hat er sich verletzt?" Fragen, die Rainer Maria Sydow (44) bei Spaziergängen mit seinem Hund immer wieder gestellt werden. „Nein, er trägt einen Magneten am Hinterteil, damit er sich wohlfühlt", antworte er dann. Und schon ist das Interesse geweckt und er ist im Gespräch. „Schauen Sie mich an! Würden Sie denken, dass ich seit neun Jahren Multiple Sklerose habe? Ich stehe mehrmals die Woche auf dem Übungsplatz und trainiere Hunde", frage ich und ernte meist sehr erstaunte Blicke", so der gelernte Kfz-Mechaniker herzlich lachend.

Anfang 2008 bekam Rainer Maria Sydow sein erstes Magnetarmband geschenkt. „Seitdem ermüde ich nicht mehr so schnell und bin weitgehend schmerzfrei", freut sich der Frührentner, der inzwischen täglich drei Armbänder, eine Kette, drei Ringe, ein Powerherz und sogar einen Ohrring trägt.

Auch „Rehlein", der Holländische Schäferhund, profitiert von der Kraft der Magnete. Sydows vierbeiniger Sportsfreund hat in seiner Karriere bereits 45 anstrengende Gehorsamsprüfungen mit Apportieren und verschiedene Hindernisläufe erfolgreich absolviert. Doch bei den letzten beiden großen Prüfungen war der mittlerweile zehn Jahre alte Schäferhund erschöpft und ausgelaugt. Zum ersten Mal fiel er bei einer solchen Prüfung durch. „Daraufhin wollte ich ihn eigentlich in Rente schicken, denn auch alterstypische Probleme mit Hüfte und Wirbelsäule plagen ihn. Aber seit Rehlein die Kraft des Magnetschmucks spürt, geht es ihm sichtbar besser", freut sich der Hundefreund und -sportler.

„Der Magnet, den „Rehlein" mittels Pflaster direkt an der schmerzenden Stelle, der Hüfte, trägt, gibt ihm Energie. Beim Spaziergang springt er wieder übermütig herum, fordert zum Spielen auf." Da der Vierbeiner so großartig auf die Magnetkraft reagiert, kann er auch wieder in Gehorsamsprüfungen starten. Beim letzten Wettbewerb ließ „Rehlein" sechs Konkurrenten hinter sich. „Ich hoffe, dass er mir auch weiterhin vor Übermut die Leine stibitzt und damit über die Wiese galoppiert – magnetgetrieben."

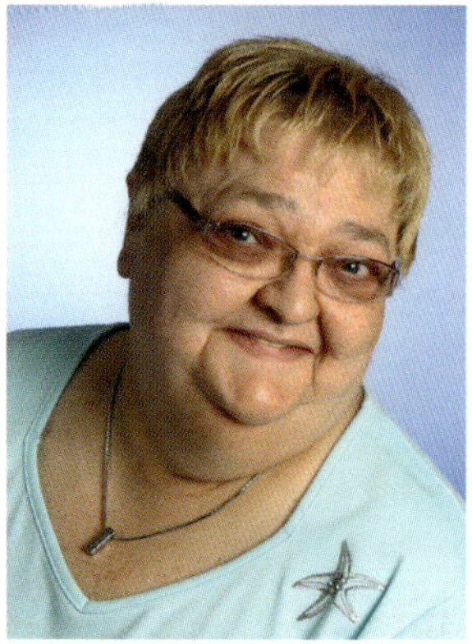

Meine Wechseljahre waren die Hölle: Mit Magnetschmuck bekam ich das Schwitzen in den Griff

„Bereits nach einigen Tagen bemerkte ich eine positive Veränderung."

Monika Pfalzgraf (59) aus Landau trafen die Beschwerden der Wechseljahre besonders heftig. Von einem Tag auf den anderen rann ihr fast permanent der Schweiß in Strömen über Gesicht und Dekolleté. Deswegen traute sich die versierte PC-Fachfrau in den vergangenen zwei Jahren kaum noch in die Firma. Auch private Verabredungen traf die sonst so kontaktfreudige Mutter und Großmutter fast nicht mehr.

Wechseljahre
übermäßige Schweißproduktion
Schlaflosigkeit
Sodbrennen

Eine Bekannte, die Monika Pfalzgrafs Not kannte, empfahl ihr, es einmal mit Magnetschmuck zu versuchen. „Ich wusste nicht recht, was das bringen sollte, doch ich erstand – auch weil mir das Design so gut gefiel – ein Armband, eine Kette und Ohrringe. Bereits nach einigen Tagen bemerkte ich eine positive Veränderung. Von meinem Kopf rann kein Schweiß mehr in Kragen und Ausschnitt, mein Taschentuch blieb stundenlang unbenutzt in der Tasche stecken." Die von den Wechseljahren geplagte Monika Pfalzgraf konnte ihr Glück gar nicht fassen, vermutete, dass es jeden Moment wieder losgehen würde. „Doch die übermäßige Schweißproduktion war deutlich zurückgegangen, und ich konnte mich das erste Mal seit Monaten wieder entspannen – vor allem in Gesellschaft. Seither schlafe ich auch endlich wieder durch." Inzwischen hat sie sich weiteren Magnetschmuck und einen Magnetwasserstab zugelegt. Der Wasserstab sorgte für eine weitere tolle Überraschung. „Seitdem ich meinen Kaffee mit magnetisiertem Wasser zubereite, habe ich kein Sodbrennen mehr. Ich bin begeistert von Magnetschmuck und -accessoires und dankbar für diese so einfache, aber so wirkungsvolle Hilfe."

Schnelle Heilung: Therapiemagnete machen Yorki nach Verkehrsunfall in kürzester Zeit mobil

Corina Bianchi:
Migräne

Hündin Sayra:
Beckenfraktur nach Verhekrsunfall
(Hund ist angefahren worden).

Corina Bianchi (26) und ihre anderthalbjährige Hündin Sayra aus dem schweizerischen Kaltbrunn sind unzertrennlich. Zur zwanzigköpfigen Wohngemeinschaft gehören neben der Mutter, einer Freundin und deren Familie auch tierische Hausgenossen: ein Golden Retriever, vier Katzen, ein Kaninchen, ein Meerschweinchen, zwei Hamster und zwei Schildkröten. Im September 2008 passierte das Unglück: Yorki Sayra lief über die Straße und wurde von einem Jeep angefahren. Die zierliche Hündin erlitt dabei einen vierfachen Beckenbruch. Nach einer aufwändigen Operation halten nun eine Platte und acht Schrauben Sayras zerborstenes Becken zusammen.

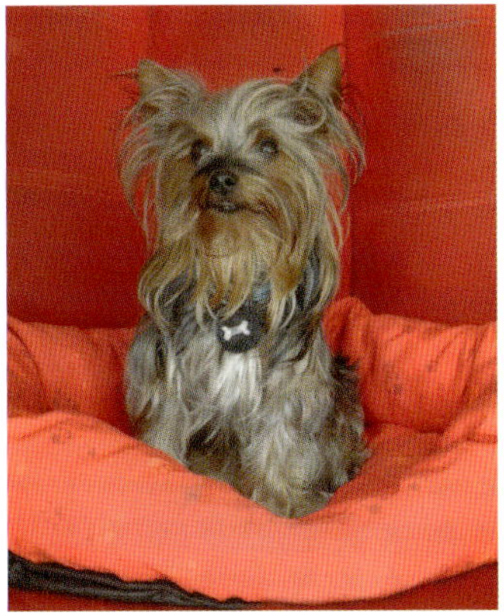

Der Heilung hilft Corina Bianchi mit Magneten nach. „Ich selbst erfahre seit 2007 die wohltuende Kraft der Magnete am eigenen Körper, meine Freundin bekämpft damit erfolgreich ihre Migräne. So gab ich auch Sayra einen großen Therapiemagneten in ihre Schlafbox, um den Heilungsprozess der Beckenfraktur zu unterstützen und ihre Schmerzen zu lindern. Zusätzlich legte ich ihr den Halsbandmagneten wieder an, den sie seit ihrem dritten Lebensmonat immer wieder trägt. Schon nach kurzer Zeit stellte der Arzt eine extrem schnelle Wundheilung und eine sehr schöne Narbenbildung fest."

Zehn Wochen dauere so ein Heilungsprozess durchschnittlich, hatte man der Hundebesitzerin gesagt. Die Yorkshire-Dame Sayra aber tobte schon nach sechs Wochen wieder mit ihren vierbeinigen Freunden herum. „Dass sie so schnell genesen ist, haben wir zu einem großen Teil der wohltuenden Kraft der Magnete zu verdanken", ist sich Corina Bianchi sicher.

Magnet-Armband gegen Migräne: „Jetzt ist mein Leben wieder lebenswert."

„Es war wie ein Wunder. Bis heute hatte ich keine Migräne-Anfälle mehr. Magnetschmuck war der Kauf meines Lebens."

Migräne-Anfälle
Seitenlähmung

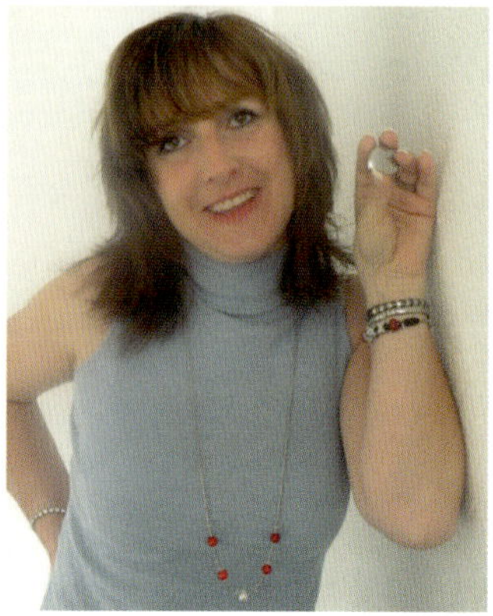

Verena Mannhart (41) lebt mit ihrem Mann, drei Kindern und zehn Tieren in einem Einfamilienhaus in der Schweiz. Doch bis vor fünf Jahren wurde das Glück von regelmäßigen Migräne-Attacken getrübt. Seit ihrem zwölften Lebensjahr leidet die Schweizerin unter anfallartigen, heftigen Kopfschmerzen. „Die Symptome waren kaum auszuhalten. Angefangen hat es immer mit einem Flackern und Flimmern vor den Augen, um sich dann über unerträgliche Kopfschmerzen und Erbrechen bis hin zu linksseitiger Lähmung zu entwickeln." Verena Mannhart unterzog sich allen gängigen Untersuchungen wie Computertomografie und Bluttests. Doch man fand keinen Therapieansatz für sie, und starke Medikamente waren ihre permanenten Begleiter, denn ihre Migräne-Anfälle traten periodisch immer wieder auf.

„Vor etwa fünf Jahren fand ich die Lösung für mein Problem. Ich entdeckte Magnetschmuck. Tolles Design und der Hinweis, dass Magnete bei Kopfschmerzen und Migräne helfen können. Da gab es für mich – trotz anfänglicher Zweifel an der Wirksamkeit – kein Halten mehr." Verena Mannhart kaufte sich ein Armband zur Probe. „Das tat mir sehr gut."

Von diesem ersten guten Gefühl und Erfolg beflügelt, erstand sie einige Wochen später zusätzlich einen extra starken Therapiemagneten. Diesen trägt sie nun fast immer an der Kleidung befestigt im Nacken. „Es war wie ein Wunder. Bis heute hatte ich keine Migräne-Anfälle mehr. Magnetschmuck war der Kauf meines Lebens."

Menstruationsbeschwerden – dank Therapiemagnet endlich schmerzfrei während der kritischen Tage

„Eineinhalb Stunden später bemerkte ich, wie ich mich entspannte. Nach drei Stunden waren die Schmerzen und Krämpfe ganz verschwunden."

Kurz bevor Irina Schneider (20) ihre Periode bekam, sorgte sie früher stets für einen ausreichenden Vorrat an Schmerztabletten – zu Hause, in der Handtasche oder im Büro. „Ich habe die höchste vertretbare Dosis genommen", berichtet die Speditionskauffrau. „Ohne diese starken Tabletten hätte ich die Krämpfe in den ersten drei Tagen meiner Periode nicht ausgehalten, so stark waren sie." Eine gute Bekannte, die einmal bei einer solchen Schmerzattacke dabei war und miterlebte, wie sich Irina Schneider vor Schmerzen krümmte, gab ihr einen Therapiemagneten mit der Empfehlung, diesen möglichst nahe am Zentrum des Schmerzes anzubringen. Da gängige Therapiemagneten aus zwei Teilen, dem starken Magneten und einem haftenden Deckblatt bestehen, brachte die junge Patientin den Power-Magneten am Slip, zwischen Kleidung und Körper, an. Auf die Einnahme von Schmerztabletten verzichtete Irina Schneider, um die Wirkung des Magnet-Accessoires zu testen. „Eineinhalb Stunden später bemerkte ich, wie ich mich entspannte. Nach drei Stunden waren die Schmerzen und Krämpfe ganz verschwunden. Ich konnte es kaum glauben und genoss das gute Gefühl, ohne Schmerzen zu sein." Seitdem folgt die junge Frau dem Rat der Magnetschmuck-Experten und bringt bereits vor Beginn der Regel den Therapiemagneten am Slip an und trägt ihn während der kritischen Tage. Seither bleiben Schmerztabletten in der Schublade, die werden nicht mehr gebraucht und gehören der Vergangenheit an. „Ich bin unendlich dankbar dafür, dass ich wieder das ganze Jahr über mein Leben genießen kann – und das durch so unkomplizierte Hilfe."

Menstruationsbeschwerden

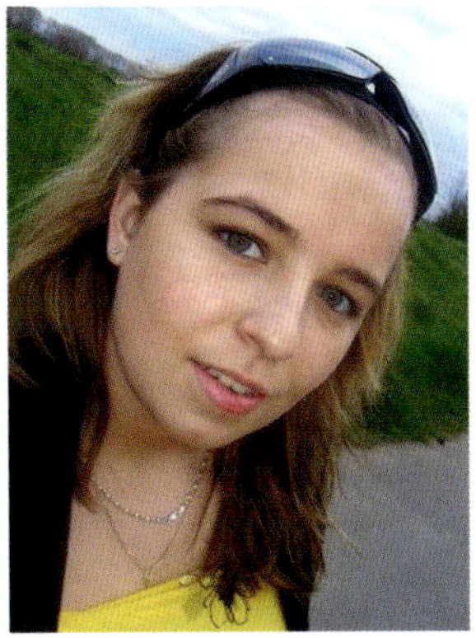

Paradiesisch: 60 prächtige Orchideenblüten dank magnetisiertem Wasser

„Orchideen blühen mit Magnetwasser prächtiger."

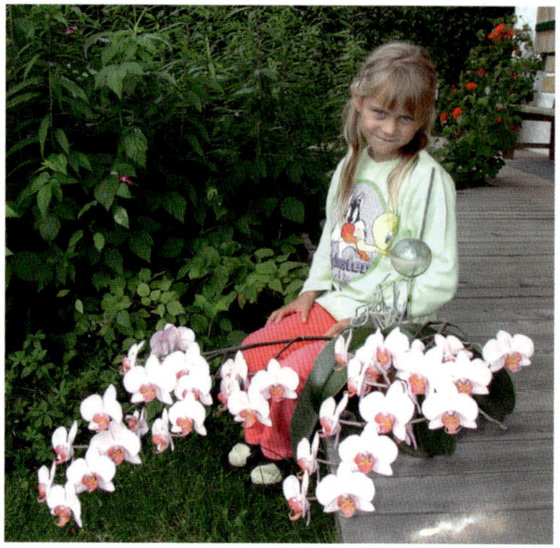

„Wir beschäftigen uns schon längere Zeit mit Magnetkraft und sind überzeugte Magnetwasserfans", berichtet der dreifache Familienvater Hermann Wolfenstetter. „Unsere Wasserzuleitung am Haus ist ebenso mit Magneten versehen wie sämtliche Trinkwasserflaschen. Schließlich wirken die Schwingungen von magnetisiertem Wasser auch auf die Spannkraft und Vitalität unserer Körperzellen. Außerdem schmeckt magnetisiertes Wasser einfach besser und ist weicher."

Auch den Pflanzen in Haus und Garten tut Hermann Wolfenstetter gern etwas Gutes: Er gießt sie mit zuvor magnetisiertem Wasser. „Dazu legen wir einfach für eine Stunde ein extra starkes Magnet-Accessoire in eine Karaffe oder Gießkanne und gießen anschließend die Pflanzen mit dem veredelten Wasser. Das faszinierendste Ergebnis zeigte eine unserer Orchideen. Sie entwickelte nicht nur 60 Blüten, sondern nahm auch riesige Ausmaße an. Um einen Eindruck von der Größe zu vermitteln, haben wir für das Foto unsere neunjährige Tochter danebengesetzt."

Therapiemagnet vollbringt kleines Wunder: Arthrosehand nach zehn Minuten wieder beweglich

Vor etwa sieben Jahren bekam Anita Ulrich (73), zweifache Mutter und ehemalige Altenpflegehelferin, Arthrose. Bald schon konnte die sonst so aktive Frau ihre Finger nicht mehr krümmen und kam phasenweise nicht ohne starke Schmerzmittel aus. „An schlimmen Tagen konnte ich nicht einmal mehr meine Kaffeetasse halten".

An die gekrümmten Finger und die regelmäßige Einnahme von Schmerzmitteln hatte sich die agile Pensionärin allmählich gewöhnt. Aber dann hatte sie Anfang 2008 ein faszinierendes Erlebnis. „Gemeinsam mit meiner Tochter Anni besuchte ich eine Magnetschmuckpräsentation. Die Schmuckberaterin sah, dass ich Schmerzen hatte und empfahl mir, ein extra starkes Magnet-Accessoire für eine Weile in der Hand zu halten. Nach zehn Minuten spürte ich ein starkes Kribbeln. Ich öffnete die Hand und rief: Meine Finger! Ich kann sie plötzlich wieder gerade machen! Unglaublich!" Und das war es auch. Zum ersten Mal seit Jahren konnte Anita Ulrich ihre Finger wieder fast schmerzfrei ausstrecken. „Das machte mir ungeheuren Mut, und auch meine Tochter und die anderen Gäste waren total begeistert und fasziniert von der Wirkung des Magnet-Accessoires."

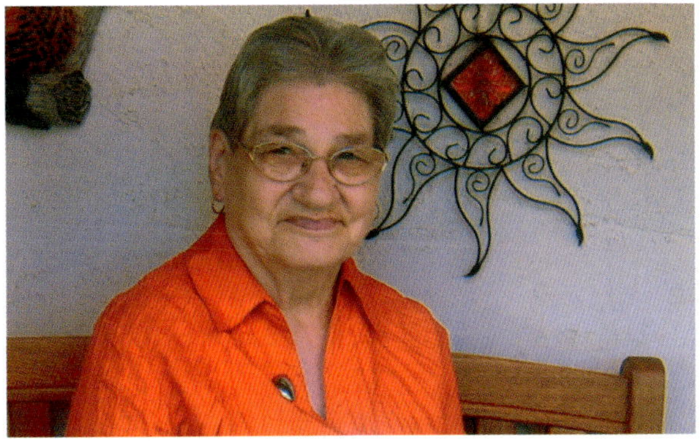

Die Arthrose-Patientin kaufte sich sogleich ein Armband mit Magneten und Kupfer. Sie ist überzeugt, dass dieses Schmuckstück gut gegen die Symptome an ihren Fingern hilft. „Meine Tochter erwarb für sich einen Therapiemagneten, den sie an der Kleidung befestigt. Das lindert ihre Rückenschmerzen deutlich. „Mein Magnetarmband trage ich nun ständig. Ich lege es fast nie ab, und meinen arthritischen Händen geht es wesentlich besser. Schmerzlindernd und entspannend – so könnte man die Wirkung der Magnete wohl am besten beschreiben."

Finger-Arthrose
Rückenschmerzen

„An schlimmen Tagen konnte ich nicht einmal mehr meine Kaffeetasse halten."

Frei von Rückenschmerzen durch Magnet-Power: Metzgermeister beschenkt alle Mitarbeiter mit Therapiemagneten

„Nach vierstündiger Autofahrt waren meine Rückenschmerzen verschwunden."

Rückenschmerzen durch Gleitwirbel

Gisbert Wälzlein (56) führt mit seiner Frau Inge (53) eine Metzgerei mit 30 Angestellten. Ostern 2006 wollten die beiden ihre knapp bemessene Freizeit in einem Wellnesshotel in den Bergen genießen. Doch angesichts der Rückenschmerzen, unter denen Gisbert Wälzlein seit 15 Jahren mal mehr, mal weniger leidet, kam keine rechte Urlaubsfreude auf. „Ich habe sogenannte Gleitwirbel. Operativ ist da nichts zu machen. Regelmäßiges Training der Rückenmuskulatur brachte früher neben starken Schmerztabletten die einzige Linderung."

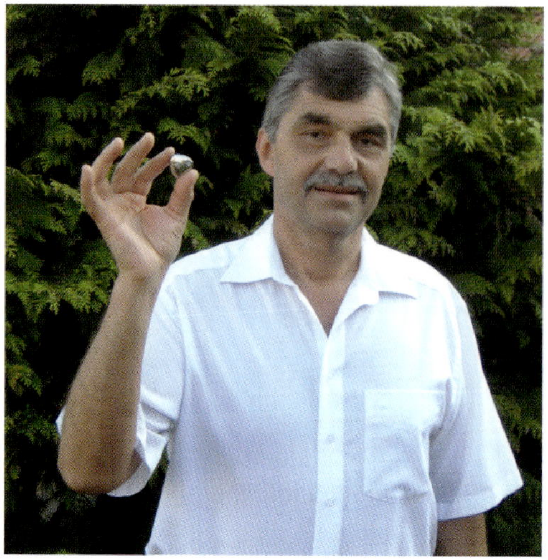

Doch dann halfen auch Tabletten dem Unternehmer nicht mehr. Bei ihrem Osterausflug entdeckte seine Gattin einen Magnetschmuckstand im Urlaubshotel. Schnell kamen Gisbert und Inge Wälzlein mit den Beratern ins Gespräch und erfuhren so von der wohltuenden Kraft der Magnete. „Ich war anfangs skeptisch, doch wegen meiner starken Schmerzen lies ich mir ein einen Therapiemagneten am Rücken befestigen", erinnert sich Gisbert Wälzlein. „Wir traten bald danach den Heimweg an, und als ich nach vierstündiger Fahrt aus dem Auto stieg, waren meine Rückenschmerzen verschwunden. Ich konnte mein Glück kaum fassen."

Auch seiner Gattin Inge, die sich einen Therapiemagneten gegen ihre immer wiederkehrenden Ischiasschmerzen gekauft hatte, half die Kraft der Magnete. Ihre Beschwerden wurden deutlich gelindert. Metzgermeister Gisbert Wälzlein war so glücklich und fasziniert, dass er zwei Monate später für alle seine 30 Mitarbeiter, die ebenfalls zum Großteil berufsbedingt an Rückenschmerzen leiden, ein solches Magnet-Accessoire kaufte und ihnen aus Überzeugung schenkte.

Neue Lebensfreude: endlich durchatmen ohne Schmerzen

Die Betriebs- und Vorkswirtin Hildegard Neiß (59) ist eine engagierte Frau: Sie ist Hauptgeschäftsführende Erste Vorsitzende eines Vereins mit vier Geschäftsstellen, der behinderte und arbeitslose Jugendliche betreut und berät. Die eigene Radiosendung des Vereins moderiert sie ebenfalls. Hildegard Neiß führt ein anstrengendes, aber glückliches und erfülltes Leben. Das war nicht immer so. Noch vor einem Jahr machte ihr eine chronische Erkrankung das Leben fast unerträglich. „Atembeschwerden und Schmerzen im ganzen Körper verhinderten, dass ich meine aufwendige Tätigkeit so engagiert ausüben konnte, wie ich es wollte".

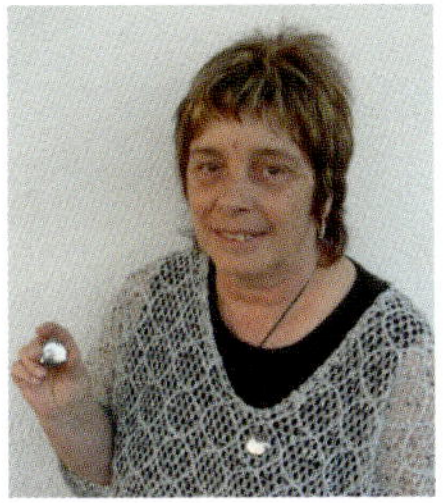

„Fast unmittelbar darauf ließen die Schmerzen nach, und ich konnte wieder durchatmen."

Im Januar 2008 besuchte Hildegard Neiß eine Magnetschmuck-Präsentaion. Ein entspannter Nachmittag war ihr jedoch wieder einmal nicht vergönnt. „Entsetzliche Atembeschwerden, extrem starke Kopfschmerzen mit Schwindel sowie Schmerzen im linken Arm, ganz besonders im linken Schulterblatt, machten mir an diesem Tag das Leben zur Hölle", berichtet sie.

Die erfahrene Magnetschmuck-Beraterin bemerkte ihren Zustand und brachte einen starken Therapiemagneten am linken Schultermeridian von Hildegard Neiß an, dort, wo es ganz besonders wehtat. „Fast unmittelbar darauf ließen die Schmerzen nach, und ich konnte wieder durchatmen. Es war kaum fassbar – aber wahr! Seitdem trage ich dieses wunderbare Magnet-Accessoire tagsüber an der linken Schulter. Ich lege es so gut wie nie ab. Viele meiner Bekannten tragen einen solchen Therapiemagneten inzwischen ebenso dankbar und begeistert."

Atembeschwerden
Schulterschmerzen
Kopfschmerzen
Schwindel

Gesundbrunnen: Mit magnetisiertem Wasser das „böse" Cholesterin LDL senken

Günther Staudenmeyer (45) berichtet von der unglaublichen Reduzierung seines Cholesterinspiegels durch regelmäßiges Trinken von magnetisiertem Wasser. Sein behandelnder Arzt stellte einen erhöhten Gesamt-Cholesterinwert fest. Außerdem auch noch einen mit 300 viel zu hohen LDL-Wert („böses" Cholesterin) sowie zu viel von den schlechten Triglizeriden (Fette), die als weitere Risikofaktoren nicht zu unterschätzen sind. Deswegen sollte Günther Staudenmeyer unbedingt seine Ernährung radikal umstellen. Doch der Abteilungsleiter las ein Buch über Magnettherapie, Anwendungsmöglichkeiten von Heilmagneten und magnetisiertem Wasser. Im Oktober 2008 begann er, jeden Tag 1,5 Liter magnetisiertes Wasser zu trinken.

Eine erneute Cholesterin-Untersuchung im Januar 2009 ergab Erstaunliches: Der „böse" Cholesterinwert war von 300 LDL auf 100 gesunken. Das verblüffte auch den Mediziner. Von diesem Erfolg inspiriert, testete Günther Staudenmeyers Schwester ebenfalls einen magnetischen Wasserstab. Auch sie konnte innerhalb von fünf Monaten durch das regelmäßige Trinken von magnetisiertem Wasser ihren Cholesterinspiegel von 350 LDL auf 212 deutlich senken.

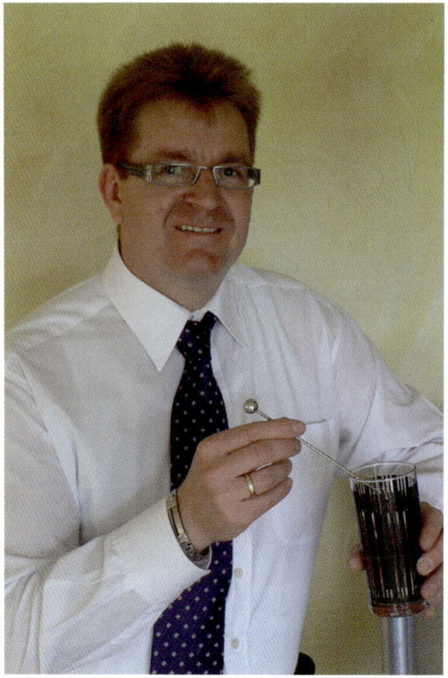

Was ist LDL-Cholesterin?

Fette (z. B. Cholesterin) sind weder in Wasser noch in Blutflüssigkeit löslich. Um sie trotzdem in einzelne Körperregionen transportieren zu können, werden die Fette (Lipide) an bestimmte Eiweiße (Proteine) gebunden. Diese Verbindungen bezeichnet man als Lipoproteine. Das „böse" Cholesterin (LDL) ist zum Beispiel ein solches Lipoprotein. Bei einem Überangebot an Cholesterin lagert sich LDL an den Innenschichten der Gefäße ab und gilt deshalb als Risikofaktor für Gefäßverkalkung (Arteriosklerose). Je höher der LDL-Cholesteringehalt im Blut ist, desto höher ist auch das Risiko für eine Gefäßverkalkung. Die Folge kann beispielsweise ein Herzinfarkt sein.

Erhöhter Cholesterinspiegel

Katze Amuara ist der Beweis: Magnetisiertes Wasser ist besseres Wasser

Claudia Hitz (42) trägt seit November 2008 Magnetschmuck und ist aus eigener Erfahrung von dessen Wirkung überzeugt. „Ich fühle mich einfach wohler damit“, berichtet sie. Die begeistere Magnetschmuck-Trägerin wollte nun auch die Wirkung des Magnetwasserstabs testen, denn sie hatte viel über magnetisiertes Wasser gelesen und wie gut vitales Wasser den Körperzellen tut. „Ich war neugierig, ob ich eine Veränderung der Schwingung im Trinkwasser auch schmecken würde. Tatsächlich – das Wasser erschien mir viel weicher und samtiger auf der Zunge.“

„Ich fühle mich einfach wohler damit.“

Magnetisiertes Wasser schmeckt aber auch der Hauskatze Amuara besonders gut. Normalerweise trinkt die Katzendame nur Wasser aus dem Kristallbrunnen und verschmäht gewöhnliches Leitungswasser. „Als ich aber mein Trinkglas mit dem Magnet-Wasserstab auf den Tisch stellte, sah ich sie plötzlich ganz genüsslich das vitalisierte Wasser trinken.“ Das war für Claudia Hitz ein schöner Beweis dafür, dass die Schwingungen des Magnetstabs tatsächlich ins Wasser übertragen werden und dessen Qualität verbessern. Seither trinken die Katzenfreundin und ihr Stubentiger nur noch magnetisiertes Wasser – die eine aus dem Glas, die andere aus ihrem Trinkschälchen.

Besseres Trinkwasser für Mensch und Tier

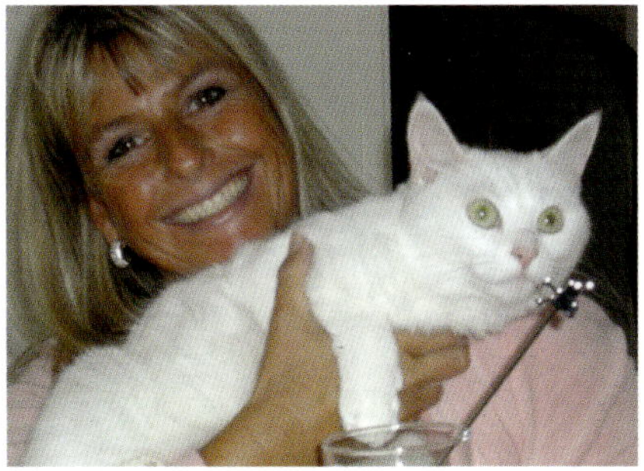

„Es ist beeindruckend, wie sensibel und positiv die Tiere auf magnetische Schwingungen reagieren."

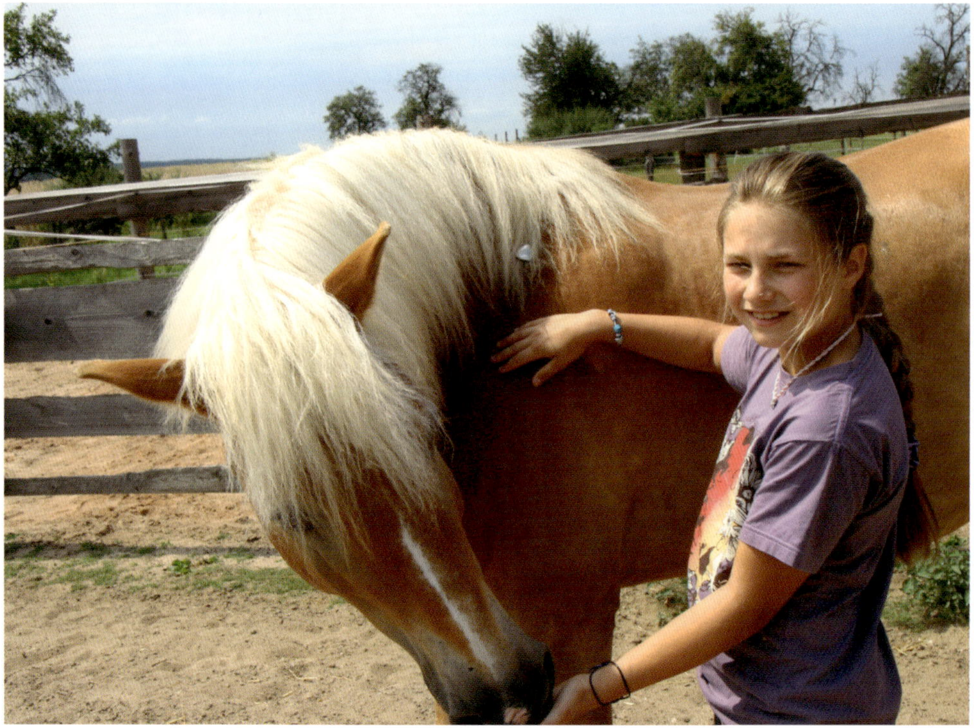

Magnete halten Pferd und Hund gesund

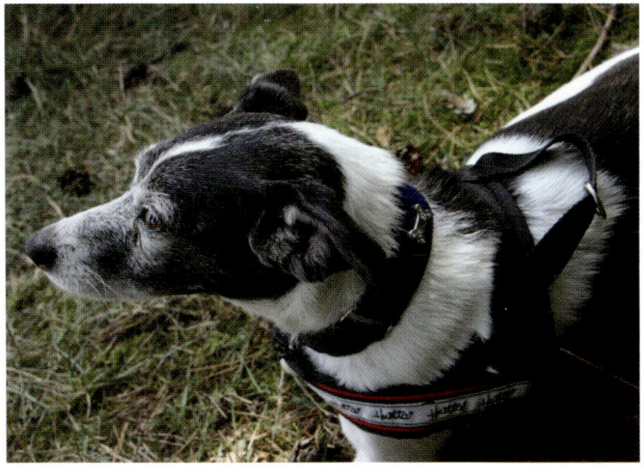

Bei Pferden:
geschwollene Beine
strapazierte Sehnen

Bei Hündin Axa:
Hüftprobleme
Steißwirbel

Die Kauffrau Jutta Vorreiter (55) aus Nürnberg ist eine begeisterte, erfahrene Reiterin. Ihr 16-jähriges Pferd Floh liebt sie über alles. Geschwollene Beine oder strapazierte Sehnen ihres Pferdes „behandelt" die Pferdefreundin mit extrastarken Therapiemagneten. Die werden im Fall der Fälle mit einer Fließbandage am Gelenk fixiert. Beste Erfahrungen hat die Reiterin auch bei der Anwendung von speziellen Magnet-Accessoires gemacht, die man am Halfter oder der Trense befestigen kann. Aber nicht nur das Pferd profitiert von den Magnetaccessoires, auch die zwölfjährige Jack Russel-Hündin Axa könnte ohne ihr Magnetaccessoire nicht mehr laufen, vermutet die Pferdebesitzerin und Hundehalterin. „Vor zwei Jahren begannen die Probleme. Axas Hinterteil kippte immer öfter weg, denn sie hat eine kaputte Hüft und lädierte Steißwirbel. Ich befestigte ein magnetisches Accessoire für Tiere auf ihrem Rücken, und nach ein paar Wochen konnte sie wieder ganz munter neben ihrer Partnerhündin Lilly herlaufen. So halte ich meine Tiere mit Magnetkraft fit." Auch die Menschen in der Familie tragen alle Magnetarmbänder. „Magnetkraft tut einfach allen Lebewesen gut," davon ist Jutta Vorreiter überzeugt.

Magnetismus – so alt wie die Welt

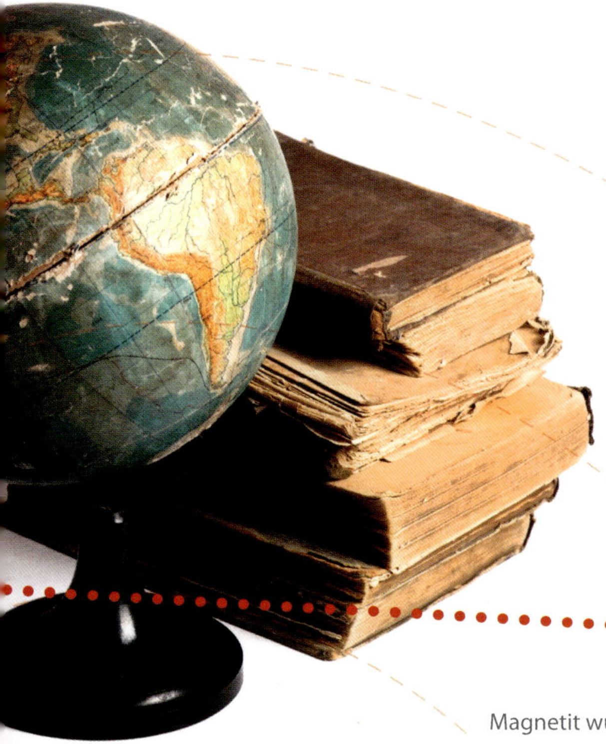

Das Wissen um die Kraft der Magnete ist eines der ältesten und historisch hinreichend dokumentierten therapeutischen Verfahren. Ihre Geschichte wurzelt in vorchristlichen Kulturen der Chinesen, Ägypter und Griechen beispielsweise. Die Erforschung des Magnetismus hat aber auch in den vergangenen hundert Jahren immer wieder neue Erkenntnisse und technologische Anwendungen hervorgebracht. Gerade aktuell wird wieder verstärkt zu dieser Urkraft, die die Welt in ihrem Kern zusammenhält, geforscht.

Prähistorie

Magnetit wurde abgebaut und bei der Nahrungszubereitung verwendet, in Salben verarbeitet oder in die Haare eingerieben. Unsere Kenntnisse können bis zu afrikanischen Blutstein-Minen zurückverfolgt werden. (Magnetisches Eisenerz)

ab 2780 v. Chr.

„Das Handbuch des Gelben Kaisers zur Inneren Medizin", das älteste und erste Werk zur Traditionellen Chinesischen Medizin (TCM) überhaupt. Das Werk verdeutlichte schon vor mehr als 2000 Jahren, wie Ungleichgewichte im menschlichen Körper mit Mitteln wie Akupunktur, Moxibustion (Erwärmung von Akupunkturpunkten) und mithilfe der Anwendung magnetischer Steine auf Akupunkturpunkte und Meridiane beseitigt werden konnten.

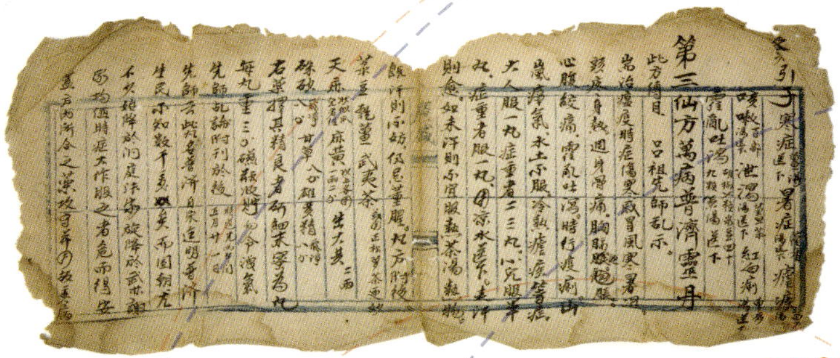

Antike

Hieroglyphen aus Ägypten und Belege in „cuneiform script" zeigen, dass Magnettherapie als unentbehrliche Methode für die Behandlung von Krankheiten eingesetzt wurde. Grafische Darstellungen, beispielsweise in Tempeln, bestätigen ihre Anwendung. Auch die legendäre Cleopatra soll ein Magnetamulett getragen haben, um ihre Schönheit und Jugend lange zu erhalten.

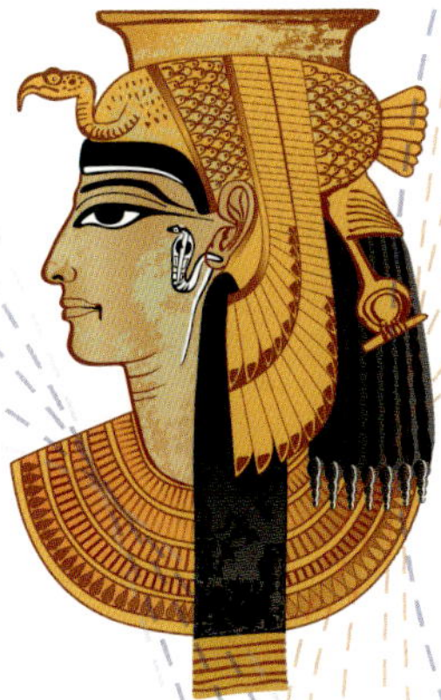

ab 2000 v. Chr.

Chinesische Medizin basiert auf der Annahme, dass Gesundheit von der Energiezirkulation durch beschriebene Energiebahnen, den sogenannten Meridianen, abhängig ist. Chi (die chinesische Bezeichnung für Lebensenergie) wird von zwei gegensätzlichen Einflüssen, dem Yin und Yang, bestimmt. Es kommt zu Krankheiten, wenn sich Yin und Yang nicht im Gleichgewicht befinden und der natürliche Chi-Fluss (Energie) in den Meridianen blockiert ist. Auch andere alte Zivilisationen wie die Hebräer, Inder, Maya und Azteken verwendeten Magnete zu Heilzwecken.

Mittelalter

um 1098 – 1179 n. Chr.

Im Mittelalter berichteten Ärzte in Europa, dass Magnete nicht nur Arthritis und Gicht heilen können, sondern auch Melancholie, Kahlheit und einige Vergiftungen. Man benutzte Magnete, um Fremdkörper wie z. B. eiserne Messerklingen oder Pfeilspitzen aus dem Körper zu entfernen. Den Magneten wurden wundersame Kräfte zugesprochen, sie galten unter anderem als Aphrodisiakum.

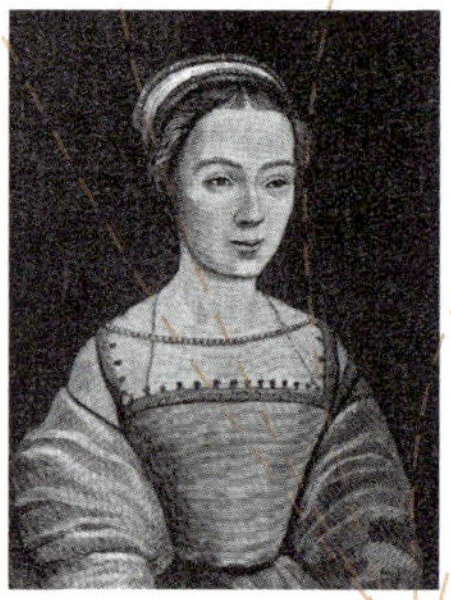

Hildegard von Bingen verfasste in den 1150er Jahren neben religiös-philosophischen auch medizinische Abhandlungen. Interessant für Biologie und Medizin sind ihre Schriften über Pflanzen und Krankheiten. Nach 1150 verfasste Hildegard mit Causae et Curae (Ursachen und Heilungen) ein Buch über die Entstehung und Behandlung von verschiedenen Krankheiten. Das zweite ihrer naturkundlichen Werke heißt aus dem Lateinischen übersetzt: „Buch über das innere Wesen der verschiedenen Kreaturen und Pflanzen“, weshalb Hildegard heute gern als erste deutsche Ärztin bezeichnet wird. Der Magnetismus war fester Bestandteil ihrer Heilweise.

1493 – 1541

Der bedeutendste Wegbereiter der Neuzeit für den medizinischen Einsatz von Magneten ist der Schweizer Naturheiler und Arzt Paracelsus.

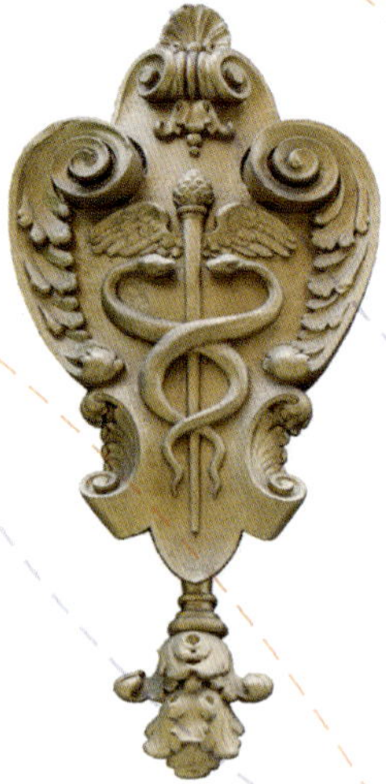

Neuzeit

1734 – 1815

Neue Impulse bekommt der Heilmagnetismus durch den Arzt Franz Anton Mesmer. Nach vielen Experimenten und Heilbehandlungen mit mineralischen Magneten kam er eines Tages durch ein persönliches Erlebnis zu folgender Erkenntnis: „Im Körper des Menschen findet man Eigenschaften, die mit denjenigen des Magneten übereinstimmen! Man unterscheidet darin gleichfalls entgegengesetzte Pole, welche mitgeteilt, verwandelt, zerstört und gestärkt werden können.“ Von diesem Zeitpunkt an praktizierte er seine Heilbehandlungen durch Auflegen der Hände und Übertragung von körpereigenem Magnetismus.

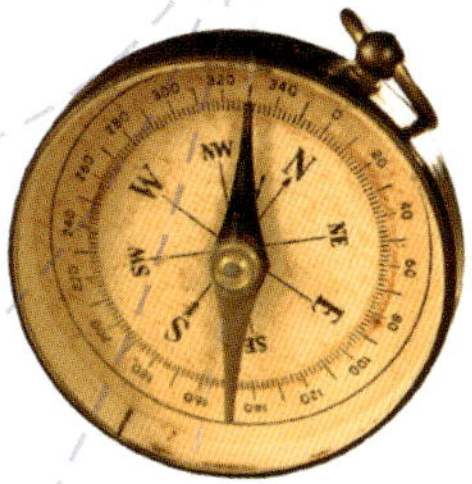

1799 – 1804

Der Naturwissenschaftler Alexander von Humboldt entdeckt auf seinen zahlreichen Expeditionen durch Südamerika, Kuba und Mexiko, dass das Magnetfeld der Erde mit dem Breitengrad variiert.

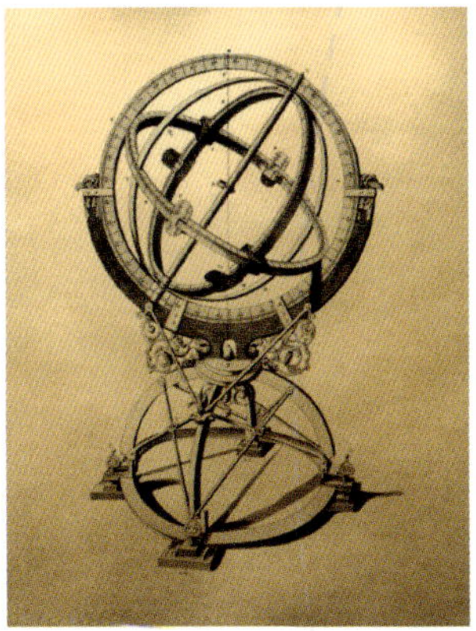

1817

Friedrich Wilhelm III. ließ unter Leitung seines Leibarztes Prof. Dr. Karl Christian Wolfart, einem Verehrer und Schüler Mesmers, einen Lehrstuhl für Heilmagnetismus an der Berliner Universität errichten. Prof. Wolfart leitete außerdem Anfang des 19. Jahrhunderts eine Klinik für magnetische Heilweisen in Berlin.

1823

Das zwölfbändige „Archiv für tierischen Magnetismus“, herausgegeben von den Professoren Kieser, Eschenmayer und Nasse; Staatsbibliothek München, berichtet, dass die Heilmethode Mesmers von einer überaus großen Anzahl von Ärzten angewendet wurde.

1749 – 1832

„Der Magnetismus ist eine allgemein wirkende Kraft. Seine Wirkung erstreckt sich auf alles. Auf alle Fälle, auf alle Menschen, und alle Tiere und Pflanzen …“, schreibt der Dichterfürst und Universalgelehrte Johann Wolfgang von Goethe.

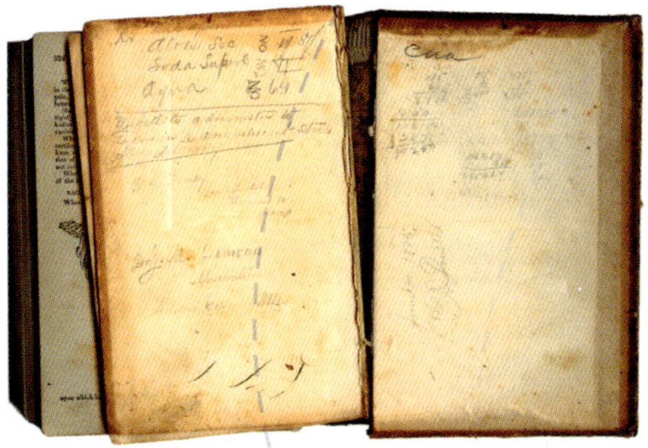

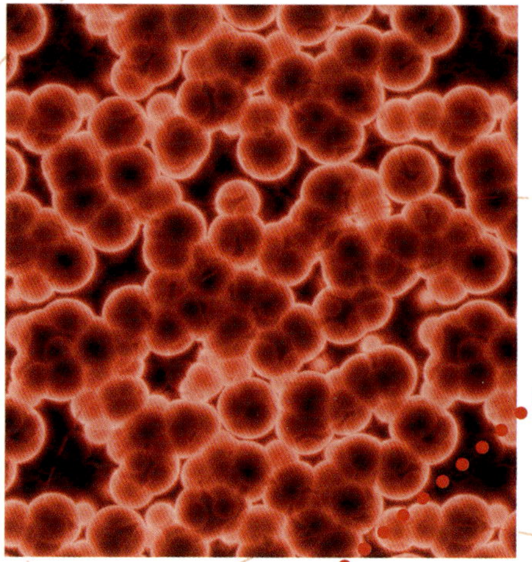

1954

Linus Carl Pauling erhält für die Entdeckung der magnetischen Eigenschaften des Blutfarbstoffes den Nobelpreis für Chemie. Diese Entdeckung hat eine besondere Bedeutung, weil das Eisen neben seiner Funktion als Sauerstoffträger im Hämoglobin, dem Farbstoff der roten Blutkörperchen, auch im zellinternen Stoffwechsel eine wichtige Rolle spielt. Eisen ist ein wichtiger Energieträger, weil es sich gut magnetisieren lässt.

1890

Der berühmte Geheimrat von Nußbaum stellt in einem forensischen Gutachten fest: „Ein tierischer Magnetismus, welcher große Kraft besitzt, so dass das Berühren mit den Händen oder das Magnetisieren des Wassers schon vieles leistet, existiert bestimmt …"

ab 1961

Wie sehr der Mensch auf die magnetische Strahlung angewiesen ist, beweist die bemannte Raumfahrt. Als die ersten Raumfahrer zur Erde zurückkehrten, wurden gesundheitliche Probleme von Schlafstörungen bis Depressionen festgestellt. Hauptursache: energetische Erschöpfung, die dem Fehlen der Erdmagnetfeldwirkung im All zugeschrieben wird.

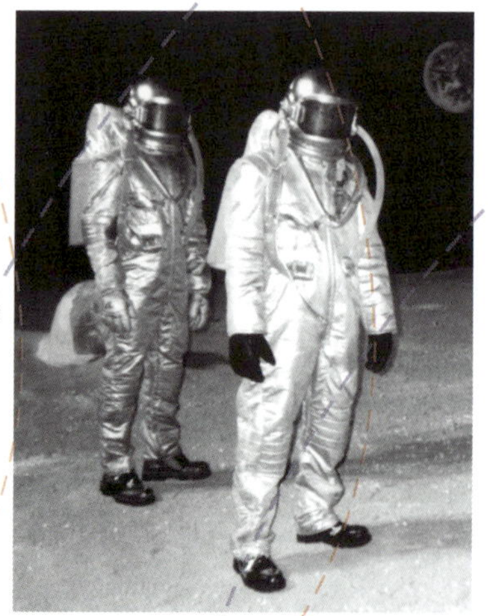

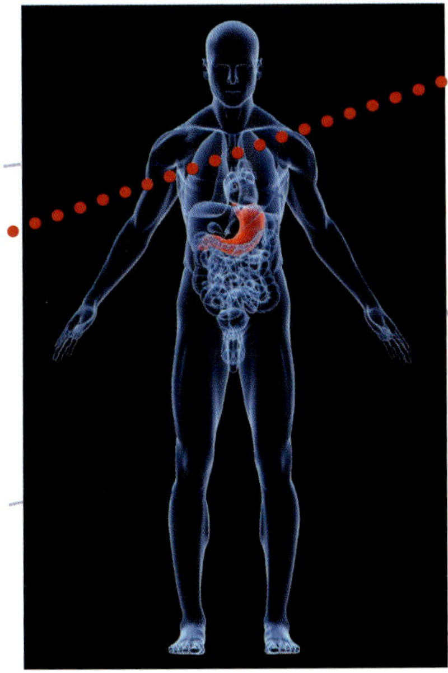

1971

Versuche in Kalifornien ergaben, dass der Energiestrom eines Magneten Stoffwechselvorgänge aktiviert und die Bildung von Aminosäuren fördert. Bei dem Enzym Trypsin konnte die Aktivität beeinflusst bzw. gesteigert werden, wenn man dieses Enzym zwischen die Pole eines magnetischen Feldes stellte oder auch zwischen die Handflächen eines Heilers.

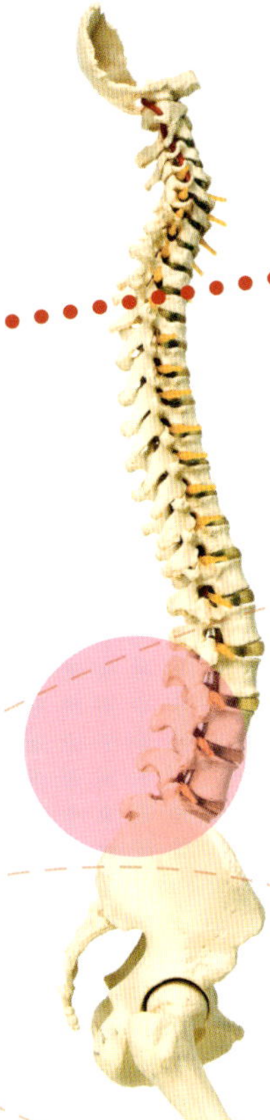

1986

Eine Doppelblindstudie des japanischen Arztes Yoshia Oay mit 80 Patienten, die über Probleme im Bereich der Lendenwirbelsäule klagten, ergab, dass mehr als 90 Prozent der Probanden, die für eine gewisse Zeit einen Magnetgürtel trugen, die Wirkung als positiv einschätzten.

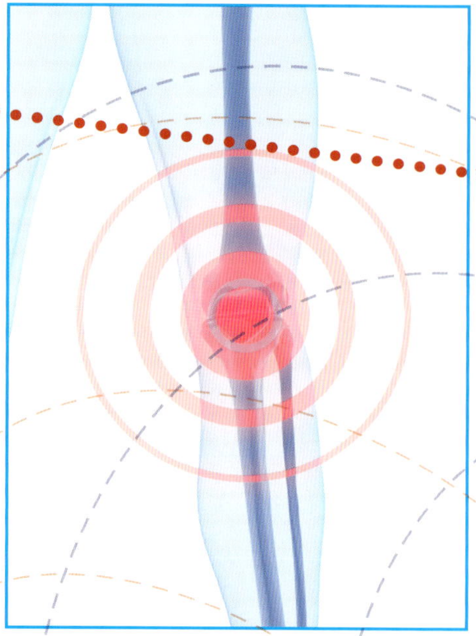

2004

In der Schulmedizin wird die Wirkung von Magnetschmuck gern als Placebo-Effekt abgetan. Eine britische Studie mit 194 Arthrose-Patienten belegt jedoch, dass zum Beispiel Magnetarmbänder Arthrose-Schmerzen in der Hüfte und im Knie lindern können. Die Ergebnisse dieser Untersuchung wurden zunächst im British Medical Journal, danach weltweit u. a. in der Deutschen Ärztezeitung veröffentlicht.

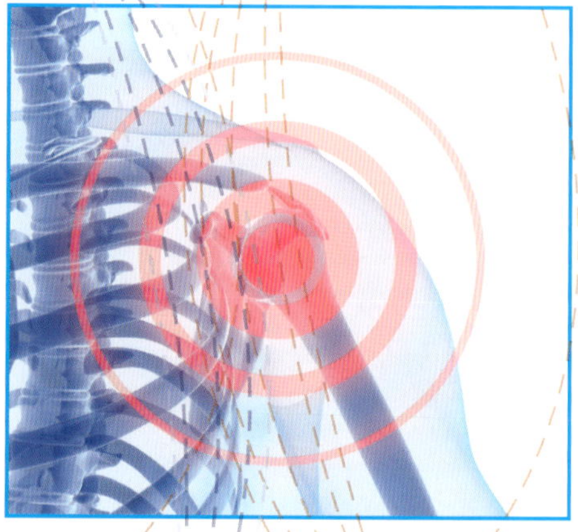

2003 - 2006

Petra Döring führt nach klaren Vorgaben und mit strukturierten Fragebögen (Mehrfachnennung der Beschwerden möglich!) bei über 5000 Trägern von Magnetschmuck eine Befragung zur Wirksamkeit des Schmucks bei Beschwerden von Kopfschmerzen bis Schlaflosigkeit durch. Ergebnis: 92 Prozent der Befragten verspürten Verbesserungen bei mindestens einer Beschwerde.

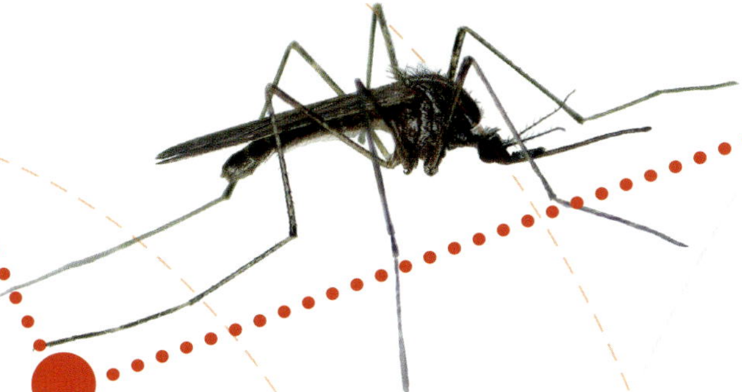

2008

Weltweit sterben über eine Million Menschen an Malaria. Henry Lai, Biologe an der Universität Washington, behauptet, eine völlig schmerz- und nebenwirkungsfreie Methode gefunden zu haben, mit der dem Erreger der Malaria, dem Plasmodium, das Handwerk gelegt wird: mit Magnetismus.

Der Parasit mit dem klangvollen Namen hat in seinem Inneren jede Menge Hämoglobin, Reste seiner blutigen Mahlzeit aus dem menschlichen Blutsystem. Hämoglobin ist ein eisenhaltiges Molekül. In einem schwachen, schwingenden Magnetfeld fangen die Hämoglobinreste an zu vibrieren. Sie geraten immer mehr in Schwingung und schlagen dabei heftig gegen die zarte Zellmembran des Parasiten und zerstören die Zellorganellen. Den Malaria-Erreger reißt es schier in Stücke.

Februar 2009

Und der Magnetismus fasziniert die Forscher weiter. So haben Physiker der Technischen Universität München (TUM) und der Universität zu Köln in Mangansilizium eine neue Form magnetischer Ordnung entdeckt. Das Gitter aus magnetischen Wirbelfäden, über dessen Existenz seit Langem spekuliert wurde, konnte ein Team um Diplomphysiker Sebastian Mühlbauer und Professor Christian Pfleiderer (beide TUM) mit Neutronen an der Forschungs-Neutronenquelle Heinz Maier-Leibnitz (FRM II) der TUM sichtbar machen. Ihre spektakuläre Entdeckung, die einerseits eine jahrzehntealte Frage über die Bausteine des Universums beantwortet und zudem neue Entwicklungen in der magnetischen Datenverarbeitung anstoßen könnte, veröffentlichten sie am 13.02.2009 in „Science“.

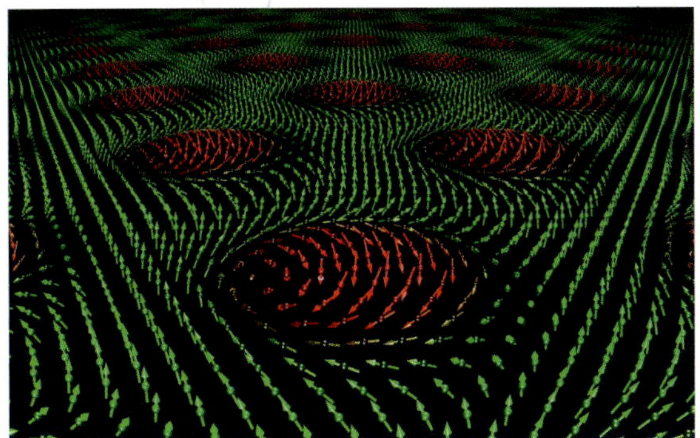

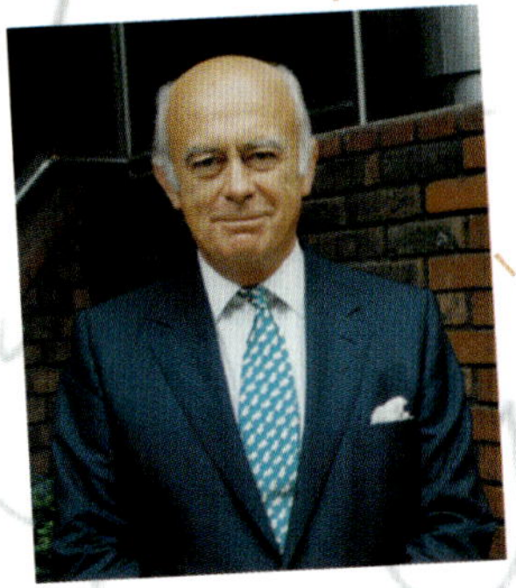

Es ist jetzt zehn Jahre her, dass Petra Döring mir als Erste ein Magnetarmband vorstellte. Seitdem habe ich es stets und ununterbrochen getragen.

Zu Beginn dachte ich, dass das Armband eher schlicht und clever aussieht. Ich habe auch bemerkt, dass auch andere feinfühlige Menschen solche Armbänder gerne trugen. Irgendjemand sagte mir dann, dass magnetische Armbänder gut tun.

Ich habe wirklich nicht die geringste Ahnung, weshalb dies so sein sollte oder ob dies wahr ist. Ehrlich gesagt, das interessiert mich auch nicht wirklich. Ich mag mein magnetisches Armband nach wie vor und ich fühle mich damit so fit wie seit eh und je.

Richard Berry
Vorstand des europäischen Dachverbands der Direktverkaufsverbände (FEDSA),
Executive Director of the UK DSA

Gemeinsam für Gesundheit

Meine eigenen Erfahrungen mit der wohltuenden Wirkung von Magnetschmuck wurden im Laufe der Jahre von vielen Menschen bestätigt. Von vielen Kunden lies ich mir in den ersten Jahren meiner Arbeit mit Magnetschmuck, damals lebte ich noch in England, ihre positiven Erfahrungen handschriftlich bei Schmuckpartys oder an Promotionsständen dokumentieren. Denn zufriedene Kunden besuchten mich zu solchen Anlässen immer wieder und berichteten erfreut über die gesundheitsförderlichen Wirkungen, die sie durch das Tragen von Magnetschmuck erfahren hatten. Durch den direkten Kundenkontakt und die vielfältigen Erfahrungsberichte konnte ich selbst immer mehr über die heilsame Kraft der Magnete lernen. Zudem haben mich die Erfahrungsberichte meiner Kunden inspiriert, die Kraft der Magnete und deren Wirkung durch wissenschaftliche Studien zu erforschen und zu belegen. Der große Zuspruch und der Erfolg meines Magnetschmucks hat mich immer auch angespornt, neue, attraktive Schmuckstücke zu designen. Denn ein schönes Schmuckstück mit gesundheitsförderndem Mehrwert trägt man gern … jeden Tag! Gern möchte ich Ihnen einige Statements von Anwendern aus den Anfangsjahren meines Geschäftes bis heute vorstellen.

„Ich hatte immer Menstruationsschmerzen. Seitdem ich den Therapiemagneten bei den ersten Anzeichen anlege, geht meine Monatsblutung im Nu vorbei."

Isabelle, Mothern im Juni 2008

„Mein Leben mit drei Kindern und einem anspruchsvollen Beruf ist vielseitig und stressig. Kopfschmerzen waren an der Tagesordnung. Mein Bruder kaufte mir eine Kette mit Magneten. Seitdem ich die Kette trage, sind meine Kopfschmerzen verschwunden, und ich habe mehr Energie."

Jane Mc' Cullagh

„Ich trage meinen Magnet-Armreif seit Anfang Juli 2001. Nur einen Tag nach dem Anlegen verbesserte sich mein Allgemeinzustand deutlich: keine Menstruationsbeschwerden mehr, Rücken- und Schultermuskulatur entspannten sich, verbesserte Abwehrkräfte, gesenkter Blutdruck, das sind nur einige Beschwerden, die sich durch das Tragen des Magnetschmucks wohltuend verbessert haben."

Catrin Schmidt, München im August 2001

„Nachdem ich mein Magnetarmband für zwei Wochen getragen hatte, verschwanden die ständigen Schmerzen, verursacht durch mein gebrochenes Steißbeins. Ich war parallel in Behandlung bei einem Ostehopathen, der viele verschiedene Therapien ausprobierte. Die aber keinen Erfolg brachten. Aber auch er stellt fest, dass die schmerzende Stelle wesentlich weniger entzündet sei, seitdem ich das Armband trage."

Stacey Shand, Wimbledon im August 2001

„Viele Jahre plagten mich heftige Migräneanfälle. Mir war dann furchtbar übel und ich musste mich pausenlos übergeben. Dank des Magnetarmbandes, das ich seit Februar 2001 trage, bin ich schmerz- und beschwerdefrei. Ich bin ein neuer Mensch."

Evi Liebl, Dachau im Juni 2001

„Da ich viele Jahre unter heftigen Migräne-Attacken litt, kaufte ich mir Anfang Mai 2001 ein Magnetarmband, dass ich ohne Unterbrechungen trage. Seitdem habe ich keine Beschwerden mehr."

Margit Zeigert, Schwabenhausen im Juli 2001

„Ich schreibe, um Ihnen mitzuteilen, wie begeistert ich von meinem Magnetarmband bin, welches ich in den drei vergangenen Monaten getragen habe. Nach Jahren mit Nackenschmerzen und schlaflosen Nächten hat das Tragen des Magnetarmbandes dazu beigetragen, dass die Schmerzen auf ein erträgliches Minimum reduziert sind. Ich kann meinen Kopf wieder drehen und wenden, ohne jemals wieder so intensive Schmerzen dabei gespürt zu haben wie zuvor. Durch das Tragen des Magnetarmbandes kann ich auch wieder besser schlafen. Vergesse ich einmal, das Armband anzulegen, bekomme ich Panikattacken."

Virigina Water, Surrey im März 2001

„Seit ich mein Armband trage, bin ich ruhiger und fühle mich sehr gut. Ich schlafe gut und wandle nicht mehr im Schlaf. Durch das Magnetarmband hat sich mein Allgemeinzustand deutlich gebessert."

Océane, 11 Jahre, Dalhunden, im Juni 2008

„Seit 25 Jahren leide ich an Nierensteinen und die dadurch verursachten, immer wieder auftretenden Schmerzen. Seit fünf Monaten trage ich jetzt ein Magnetarmband und ich habe keine Nierensteine mehr. Die Ärzte können nicht verstehen, warum es mir plötzlich wieder so gut geht."

Sidsel Hauger, Oslo im September 2001

„Ich hatte einen sogenannten Tennisarm, eine schmerzhafte Entzündung im rechten Ellenbogen. Nur eine Woche nachdem ich mir ein Magnetarmband gekauft und angelegt hatte, waren die Schmerzen so gut wie weg… und sind es bis heute. Auch meine latenten Schmerzen im Halswirbelbereich haben sich nachhaltig gebessert."

Inge Beinwell, München im März 2001

„Ich bin als aktiver Leichtathlet auf nationaler Ebene und als aktives Mitglied eines Tennisclubs tätig. Bevor ich Magnetschmuck kennenlernte, hatte ich Probleme mit diversen Sportverletzungen, unter anderen mit einer Achilles-Sehnenentzündung. Die meiste Zeit hatte ich zudem einen schmerzenden Rücken und Schmerzen im Knie. Ich war auch sehr anfällig für Erkältungen und Grippeinfektionen. Ich verwende nun das Magnetarmband seit über einem Jahr und habe herausgefunden, dass mein allgemeines Wohlbefinden sich sehr verbessert hat. Ich bin insgesamt weniger verletzungsanfällig, obwohl ich immer noch regelmäßig trainiere. Auch habe ich weniger Probleme mit Achillessehnenentzündungen und Muskelverletzungen – und so habe ich auch wieder mehr Freude an meinem Sport."

Peter Roberts, Fitness Consultant British Airways Staff, im Januar 2000

„Seit gut drei Monaten trage ich Magnetschmuck. Mein Mann meint, ich sei seither ein anderer Mensch geworden. Denn jahrelang litt ich unter starken Kopfschmerzen. Oft wachte ich morgens auch mit starkem Druck im Kopf auf. Seitdem ich den magnetischen Schmuck regelmäßig trage, haben sich die Kopfschmerzen und das morgendliche Druckgefühl im Kopf stark verbessert."

Ingrid Pflaumer, Saudi-Arabien im Januar 2000

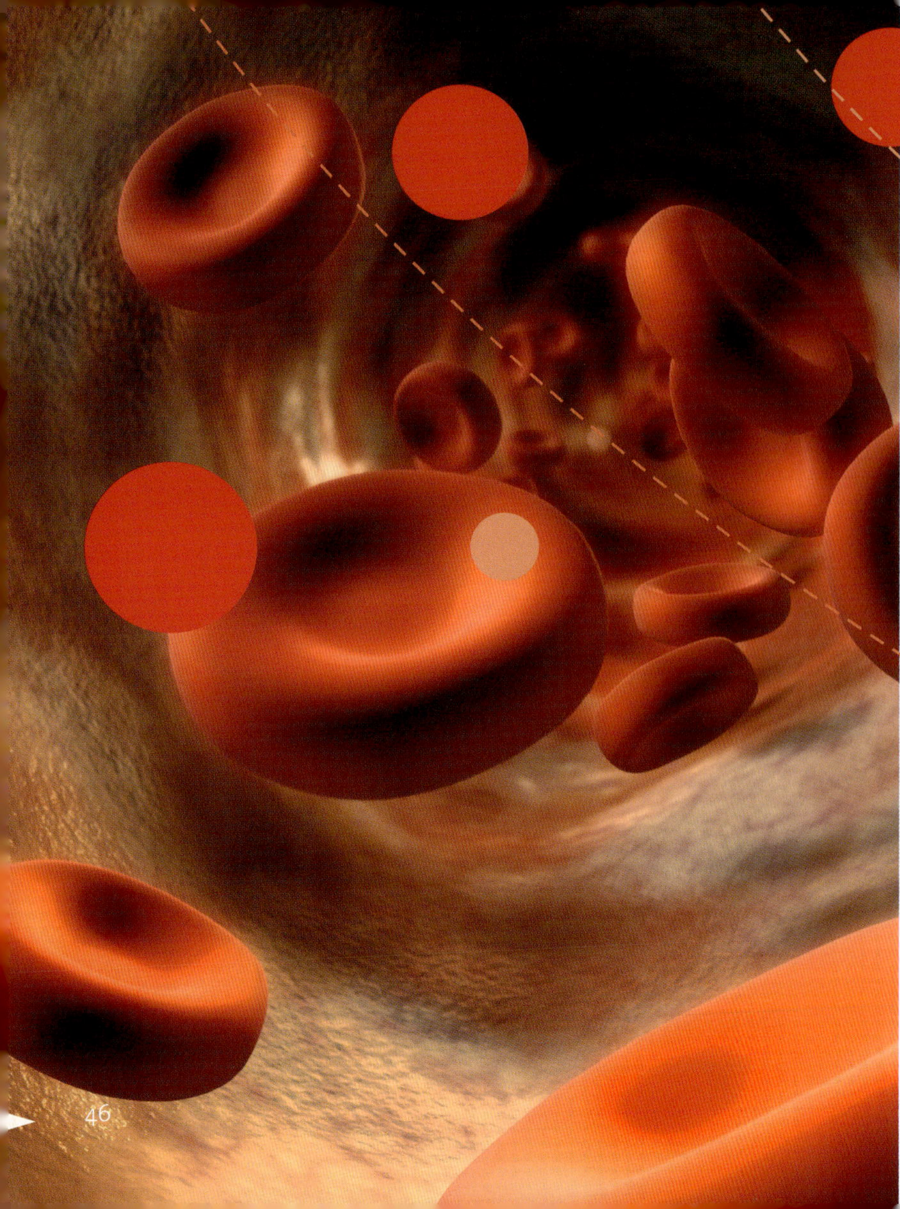

Wunderwerk Durchblutung

Blut: der Stoff, aus dem das Leben ist

Fast nichts ist so wichtig für das körperliche Wohlbefinden wie eine gute Durchblutung. Sauerstoff, Vitamine, Enzyme – alle lebenswichtigen Stoffe müssen schnell und ausreichend transportiert werden, damit wir fit bleiben. Die Magnetkraft aktiviert den Stoffwechsel und unterstützt damit die körperliche Regeneration.

Die Regeneration des menschlichen Organismus hat ihren Ursprung in jeder einzelnen Zelle, sie beginnt stets im kleinsten Baustein des Lebens. Damit unsere Zellen ihren vielfältigen Aufgaben gerecht werden können, benötigen sie eine optimale Versorgung mit Nähr-, Brenn- und Sauerstoff.

Durchblutung und Zellversorgung

1954 erhielt Linus Carl Pauling für die Entdeckung der magnetischen Eigenschaften des Blutfarbstoffs den Nobelpreis für Chemie. Diese Entdeckung hat eine besondere Bedeutung, weil das Eisen neben seiner Funktion als Sauerstoffträger im Hämoglobin, dem Farbstoff der roten Blutkörperchen, auch im zellinternen Stoffwechsel eine wichtige Rolle spielt. Eisen ist ein wichtiger Energieträgr und lässt sich gut magnetisieren.

Das Handgelenk spielt dabei eine wichtige Rolle. Denn eine Blutzelle benötigt nur eine Minute, um vom Herzen zum Handgelenk und wieder zurück zu fließen. Deswegen können beispielsweise Magnetarmbänder nicht nur lokal Schmerzen lindern, sondern auch sehr effektiv bei Migräne, Rücken- oder Hüftschmerzen helfen.

Eine Blutzelle benötigt nur eine Minute, um z. B. vom Herzen zum Handgelenk und wieder zurück zu fließen. Deswegen können beispielsweise Magnete, die am Handgelenk befestigt sind, nicht nur lokale Schmerzen lindern, sondern auch sehr effektiv bei Migräne und Gelenkschmerzen an verschiedenen Körperstellen, etwa bei Gicht an den Zehen, helfen.

Kapillargefäße haben einen Durchmesser von 0,0035 mm, durch die sich die roten Blutkörperchen (Durchmesser 0,007 mm) hindurchzwängen müssen.

Einzelne und elastische, vitale Blutzellen bewegen sich leicht und sehr schnell durch die Kapillaren. Dabei ist die Elastizität und Verformbarkeit der Blutzellen notwendig; sie ist aber nur gegeben, wenn die Blutzellen im Blut nicht zusammenkleben. Besitzen die roten Blutzellen ein ausreichend bioelektrisches positives Ladungspotenzial, stoßen sie sich gegenseitig ab (wie sich auch Polaritäten abstoßen) und bewegen sich als einzelne Blutkörperchen im fließenden Blut.

Dadurch wird das Zusammenkleben von Blutzellen ebenso verhindert wie die Bildung von Plaque- und Kalzium-Anlagerungen an den Blutgefäßwänden, was wiederum die Fließeigenschaften des Blutes und die Fließgeschwindigkeit verbessert.

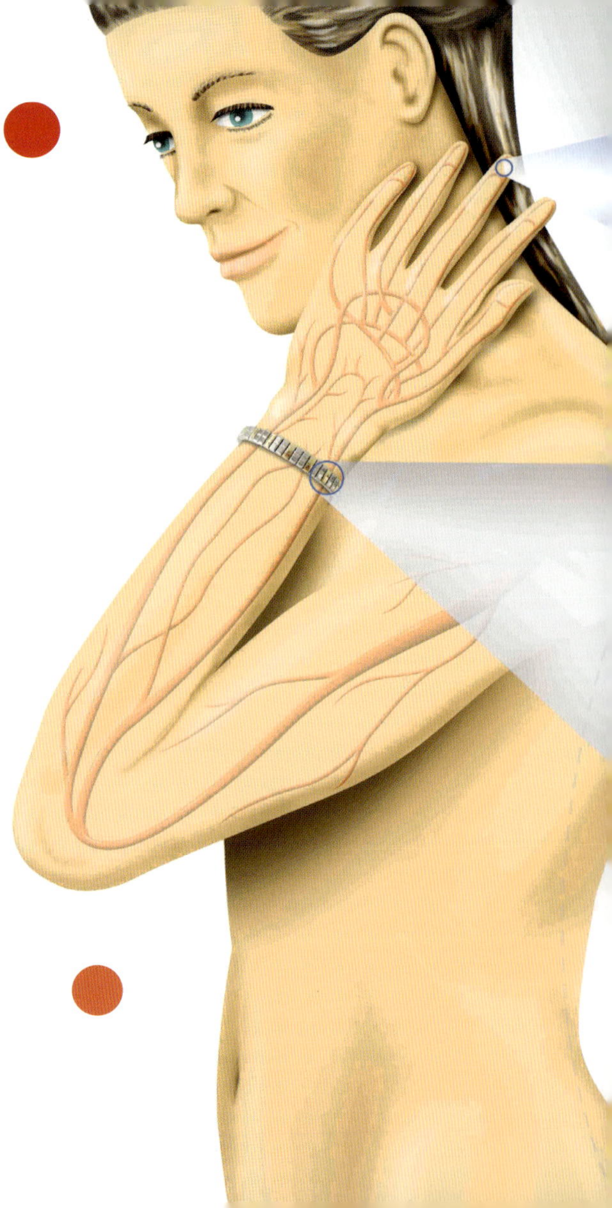

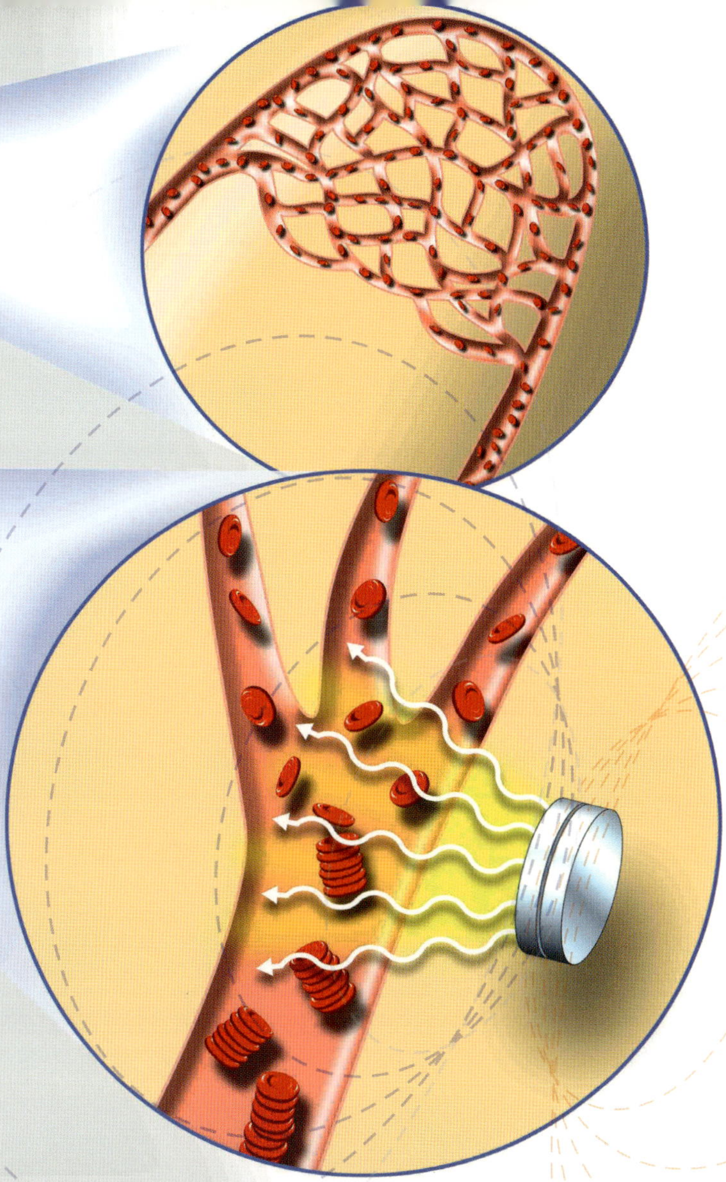

Stau in den Blutbahnen

Es sind verschiedene Faktoren und bekannte Ursachen, die zu einer Beeinträchtigung der Blutfließgeschwindigkeit und damit zu einer schlechteren Versorgung des Organismus insgesamt führen.

Ein wesentlicher Grund ist die sogenannte „Geldrollenbildung" der roten Blutkörperchen. Dabei überlappen sich nämlich die roten Blutzellen wie Münzen in einer Geldrolle. Ursachen dafür sind beispielsweise der Mangel an körperlicher Bewegung, zu geringe Wasserversorgung, aber auch die zunehmenden künstlichen, technisch erzeugten elektromagnetischen Belastungen (Elektrosmog).

Verwobene rote Blutkörperchen sind weniger verformbar. Ihre dadurch bedingte Anhäufung ist jetzt zu groß, um in die kleinsten Blutgefäße einzuströmen. Auch die Kapazität, Sauerstoff zu binden, ist durch die verringerte Oberfläche der übereinander verklebten Blutkörperchen herabgesetzt. Das Gewebe wird dadurch nicht ausreichend mit Sauer- und Nährstoff versorgt, die eszur Energiegewinnung und Stärkung der Abwehrkräfte benötigt. Umgekehrt werden Gifte und Schlackenstoffe nicht effizient abtransportiert.

Wie unsere Zellen Energie gewinnen

Der Sauerstoff (O_2) spielt insbesondere für die Energieproduktion in den Mitochondrien (werden gerne als die Kraftwerke der Zellen bezeichnet) eine Schlüsselrolle. Kranke oder in ihrer Funktion geschwächte Zellen unterscheiden sich von vitalen und gesunden dadurch, dass der Sauerstoffaustausch reduziert ist. Es kommt zur Verschlackung der Gewebe mit einer Vielzahl negativer Folgen für die Gesundheit.

Die Sauerstoffversorgung des Organismus erfolgt über die O_2-Aufnahme in der Lunge. Für den Transport von der Lunge bis in die entfernt liegenden Organe sind die roten Blutkörperchen zuständig. Eine Schlüsselfunktion beim Transport von Sauerstoff spielt das eisenhaltige Hämoglobin, der Farbstoff, der dem Blut seine rote Farbe verleiht. Das Hämoglobin im Blut bindet in der Lunge den Sauerstoff, den das Blut später in den Kapillaren abgibt und Kohlendioxid (CO_2) aufnimmt, um dieses Gas über die Lunge aus dem Körper auszuscheiden. Magnete können die Blutzirkulation verbessern, so werden die Körperzellen mit mehr Sauerstoff und Nährstoffen versorgt, Schadstoffe werden schneller aus dem Körper ausgeschieden. Der Energiehaushalt kommt in Schwung und die Selbstheilungskräfte des Körpers werden gestärkt.

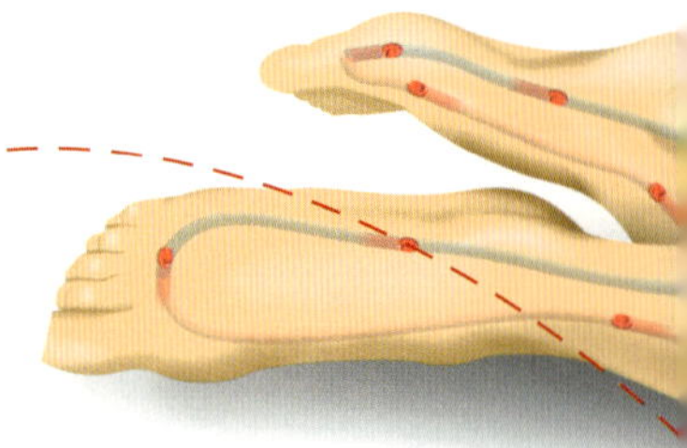

Die Verbesserung der Durchblutung fördert das allgemeine Wohlbefinden, die Leistungsfähigkeit und die natürlichen Selbstheilungskräfte des Organismus.

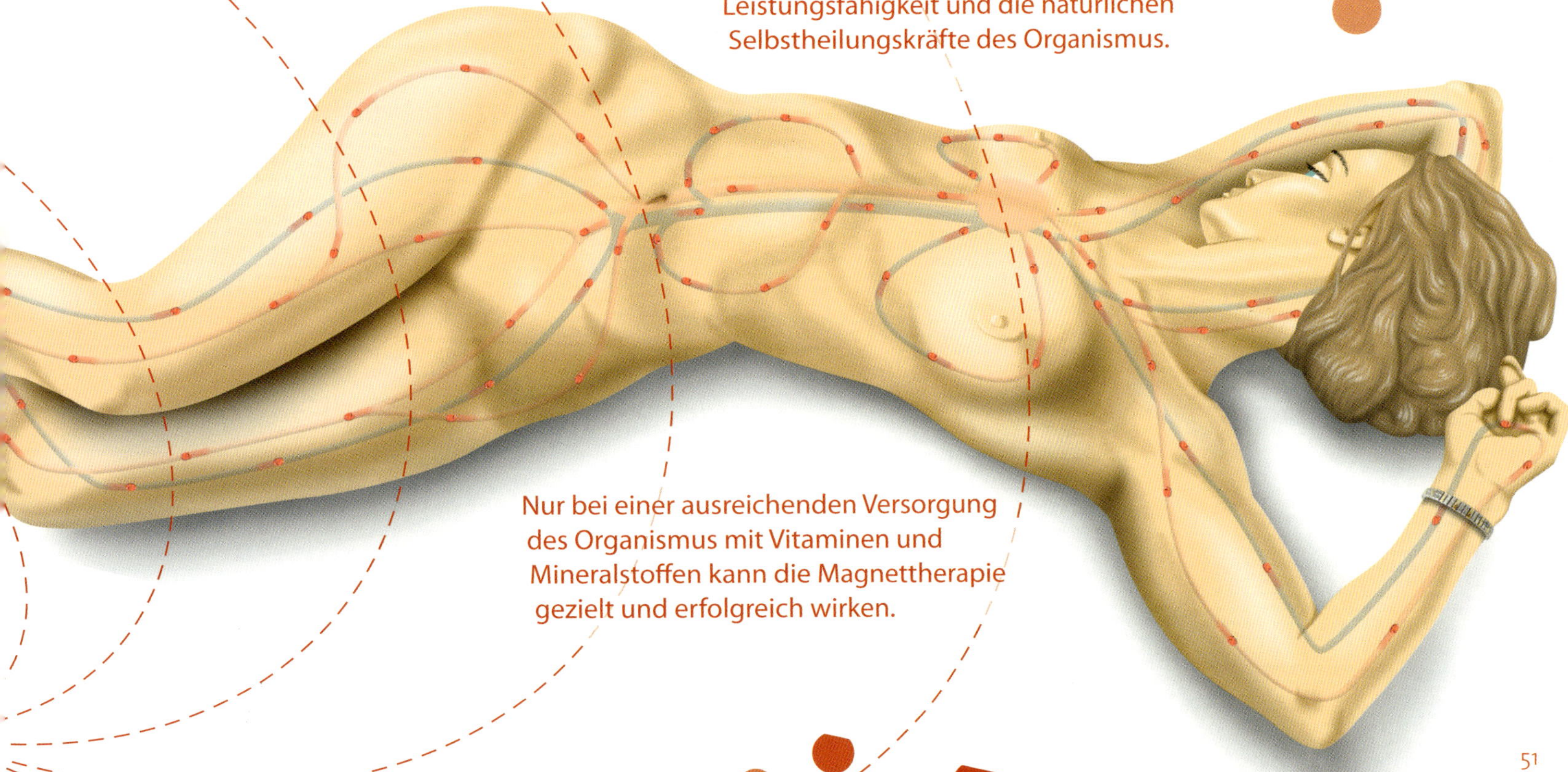

Nur bei einer ausreichenden Versorgung des Organismus mit Vitaminen und Mineralstoffen kann die Magnettherapie gezielt und erfolgreich wirken.

Studienergebnisse belegen die Wirkung von Magneten

Die heutige Magnettherapie und der Einsatz von Magneten haben viele Väter und Mütter. Studienergebnisse namhafter Wissenschaftler bestätigen das Volkswissen um die Kraft der Magnete.

„Bewiesen: Magnete heilen wirklich!", titelt die Bild und zitiert Wissenschaftler der Universität von Virginia, die in Tierversuchen bewiesen, dass Magnete die Durchblutung erhöhten und den Blutfluss regulierten, was sich besonders bei Schwellungen, Entzündungen, Narben und Sportverletzungen sehr positiv auf den Heilungsprozess auswirkte.

Auch eine britische Studie von 2004 mit 194 Arthrose-Patienten belegt, dass zum Beispiel Magnetarmbänder Arthrose-Schmerzen in der Hüfte und im Knie lindern können. Die Ergebnisse dieser Untersuchung wurden im Dezember 2004 im British Medical Journal und danach im Deutschen Ärzteblatt veröffentlicht.

Durchführung der bisher größten Anwenderbefragung in Deutschland über die Wirkung von Magnetschmuck

Fast zeitgleich mit den britischen Forschern führte ich eine groß angelegte Kundenbefragung mit über 5.100 Probanden durch. Dafür wurden standardisierte Anwender-Fragebögen verwendet, neben Arthrose wurden weitere Beschwerden wie z. B. Migräne und Rückenschmerzen berücksichtigt.

Kunden, die Magnetschmuck erworben hatten, wurden zwischen Juli 2003 und Dezember 2004 mittels Fragebogen aufgefordert, ihr subjektives Schmerzempfinden zum Zeitpunkt des Kaufs und nach vierwöchigem Tragen auf einer Skala von eins (keine Beschwerden) bis zehn (sehr starke Beschwerden) einzutragen. Mehrfachnennungen waren möglich. Die Ergebnisse überzeugten auf der ganzen Linie: 92 Prozent aller Befragten spürten Verbesserungen bei mindestens einer Beschwerde.

Kundenbefragung mit mehr als 5100 Teilnehmern und Teilnehmerinnen belegt Wirksamkeit von Magnetschmuck bei subjektivem Schmerzempfinden

Sehr viele Befragte fühlen sich besser * oder viel besser **

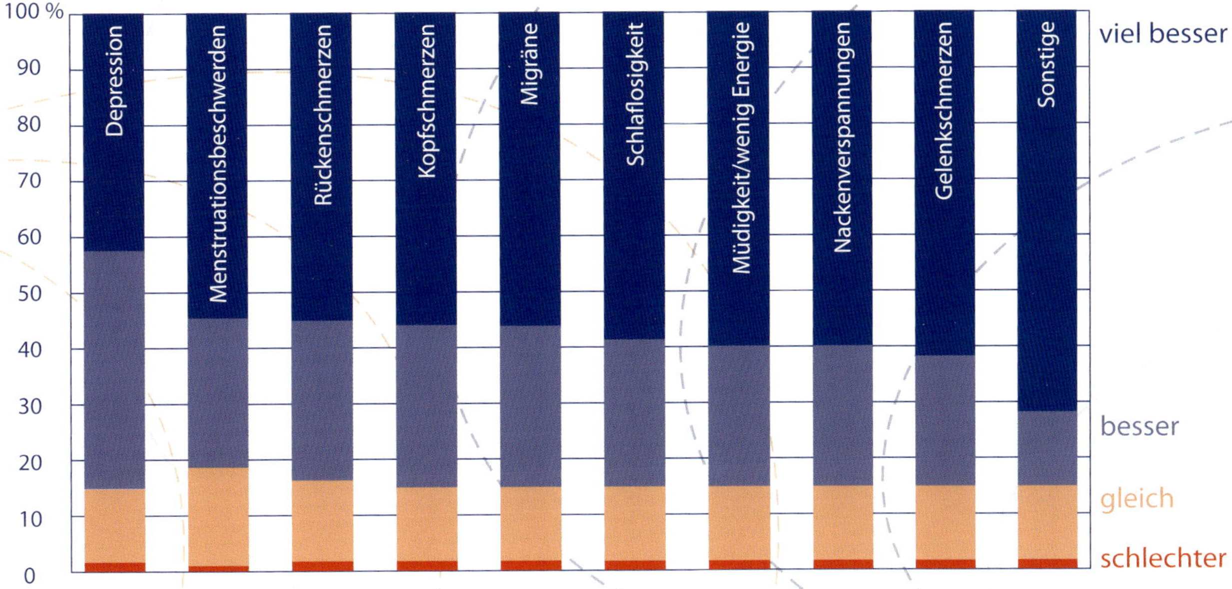

* bis 20 Prozent

** über 20 Prozent

Quelle: Studie 2003 – 2005, Dr. h. c. Petra Döring

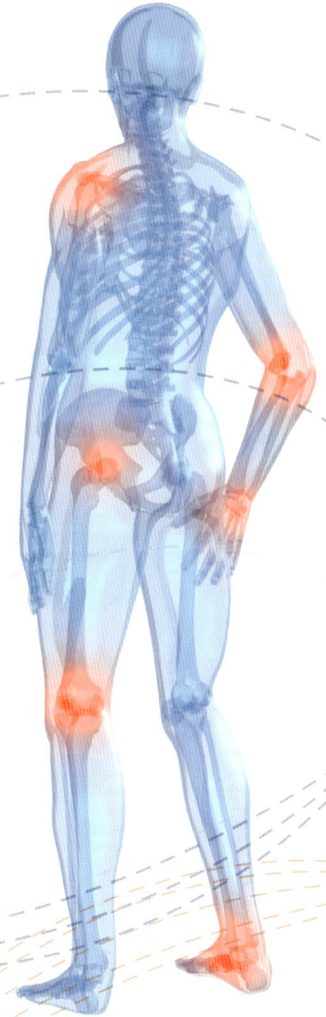

Biologisches Testinstitut Gräfelfing bestätigt: Magnetschmuck verbessert Fließeigenschaften des Blutes

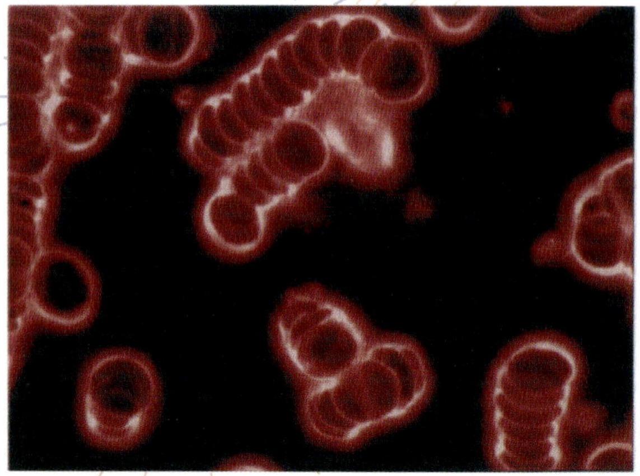

Vor Tragen des Magnetarmbandes

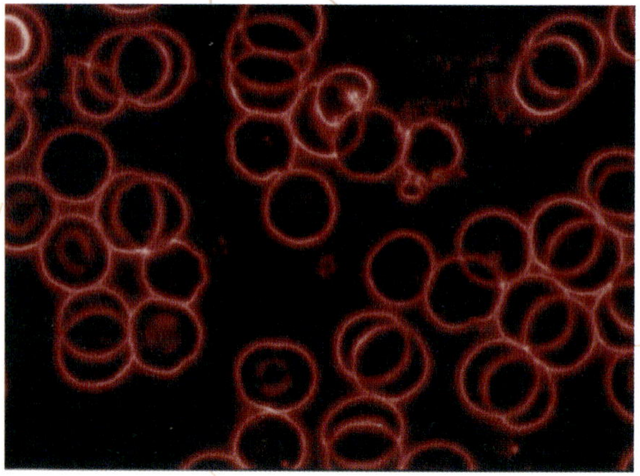

Nach 17 Tagen Tragen des Magnetarmbandes

Wie positiv sich das Tragen von Magnetschmuck auf den Stoffwechsel und damit auf die Gesundheit auswirken kann, zeigt auch eine in meinem Auftrag vom 24.03. bis zum 14.04.2002 durchgeführte Untersuchung im Biologischen Testinstitut Gräfelfing.

Zum Beschwerdebild der Probandin wurde vor dem Anlegen des Magnetschmucks festgestellt: „chronische Wirbelsäulenprobleme, die sich in laufend wechselnden Beschwerden von Kopfschmerzen bis Ischialgie äußern".

Einige Tage nach dem Tragen des Magnetarmreifens verschwanden die Beschwerden und es trat eine Stabilisierung ein. Nach einer Woche stellte die Probandin fest, dass sie wieder schmerzfrei Brot schneiden konnte. Das Magnetarmband hat sie nicht mehr abgelegt! Der Blutbefund im Dunkelfeldmikroskop zeigt deutlich sichtbar das Verschwinden der sogenannten „Geldrollenbildung" der roten Blutkörperchen, somit eine deutliche Verbesserung der Fließeigenschaften des Blutes.

Geldrollenbildung verringert Kapazität der roten Blutkörperchen

Stellen Sie sich Ihre roten Blutkörperchen (Erythrozyten) einmal als Ein-Euro-Münzen vor. Dann wird sehr anschaulich, wie wichtig es ist, dass diese nicht aneinander kleben, sondern für den Sauerstofftransport von der Lunge in den gesamten Körper zur Verfügung stehen. Sauerstoff ist für die Energiegewinnung lebensnotwendig. Auf dem Rückweg durch den Körper nehmen die roten Blutkörperchen zudem einen Teil des Stoffwechselprodukts Kohlendioxyd (CO_2) mit zur Lunge. Hier wird das Kohlendioxyd wieder abgegeben und ausgeatmet.

Eine Ein-Euro-Münze hat einen Durchmesser von 23,25 Millimetern und eine Höhe von 2,33 Millimetern und damit eine Oberfläche von 1019 Quadratmillimetern. Zehn einzelne Münzen haben demnach eine Gesamtoberfläche von 10.193 Quadratmillimetern. Stapelt man jedoch zehn Münzen aufeinander, verringert sich die Gesamtoberfläche der Geldrolle auf ein Viertel, nämlich auf 2.549,7 Quadratmillimeter und damit auch die Kapazität eines jeden einzelnen Blutkörperchens.

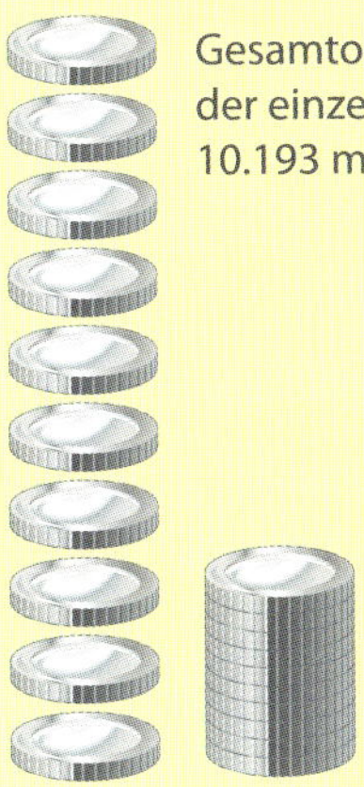

Gesamtoberfläche der einzelnen Münzen: 10.193 mm^2

Gesamtoberfläche der gestapelten Münzen: 2.549,7 mm^2

Das Rechenbespiel zeigt, dass die losen Münzen (Zellen) viermal mehr Sauerstoff und Nährstoffe transportieren können als die zusammengerollten.

Magnete verbessern die Durchblutung

Auch Professor Thomas Skalak, Inhaber des Lehrstuhls für Biomedizintechnik an der Universität von Virginia, studiert seit mehreren Jahren Magnete mit großer Sorgfalt, um echte wissenschaftliche Beweise für die Wirksamkeit der Magnettherapie zu erhalten. Sein Labor nimmt einen führenden Platz in der Mikrozirkulationsforschung ein, d. h. dem Studium der Durchblutung kleinster Blutgefäße im Körper. Mit einer auf fünf Jahre ausgelegten Unterstützung in Höhe von 875.000 US-Dollar, die vom National Center for Complementary and Alternative Medicine des National Institute of Health gewährt wurde, begannen Skalak und Cassandra Morris, ehemalige Doktorandin in Biomedizintechnik, die Wirkung der Magnettherapie auf die Mikrozirkulation zu untersuchen. Dabei überprüften sie zunächst eines der Hauptargumente der Magnetprodukte verkaufenden Firmen: die Erhöhung der Durchblutung durch Magnete.

Erythrozyten sind kernlose rote Blutkörperchen, die Hämoglobin als roten Farbstoff enthalten.

Platziert man Magnete (im Versuch mit einer Feldstärke von 70 Millitesla (mT) – ca. zehnmal so stark wie gewöhnliche Kühlschrankmagnete – in der Nähe der Blutgefäße, hat die Magnetkraft eine bedeutende Wirkung, fanden Morris und Skalak heraus: Geweitete Gefäße wurden verengt und verengte Gefäße wurden geweitet. Dies deutet darauf hin, dass das Magnetfeld in Körpergewebe mit eingeschränkter Blutversorgung zu einer Entspannung der Gefäße führen und damit die Durchblutung erhöhen konnte. Ihre in der November-Ausgabe 2007 der Zeitschrift American Journal of Physiology veröffentlichte Untersuchung berichtet von positiven Forschungsergebnissen, die zeigen, dass Magnete auch Schwellungen erheblich mindern können, wenn sie unmittelbar nach der Verletzung des Gewebes angewandt werden.

Magnetkraft lindert psychosomatische und rheumatische Beschwerden

An der Universitätsklinik Tübingen haben Prof. Dr. Hans-Ulrich Riethmüller und seine Mitarbeiter 920 Patienten mit Magnetfeldern behandelt. Bei 430 Patienten mit psychosomatischen Beschwerden trat in 87 Prozent der Fälle eine deutliche Besserung ein; bei 70 Patienten, die zusätzlich Schmerzen hatten, war die Therapie zu 90 Prozent der Fälle erfolgreich. Bei 200 Patienten mit rheumatischen Leiden besserte sich der Zustand in 97 Prozent der Fälle. Rund 200 Patienten erhielten ein sogenanntes Placebo, was sie aber nicht wussten. Bei diesen Patienten trat keine Besserung ein.

Magnetische Kräfte regen die Durchblutung an, wodurch vermehrt Sauerstoff vom Blut an die Zellen abgegeben wird. Dadurch erhalten diese einen „Revitalisierungsschub", was für den gesamten Organismus belebend wirken, die Abwehrkräfte steigern und Heilungsprozesse beschleunigen kann.

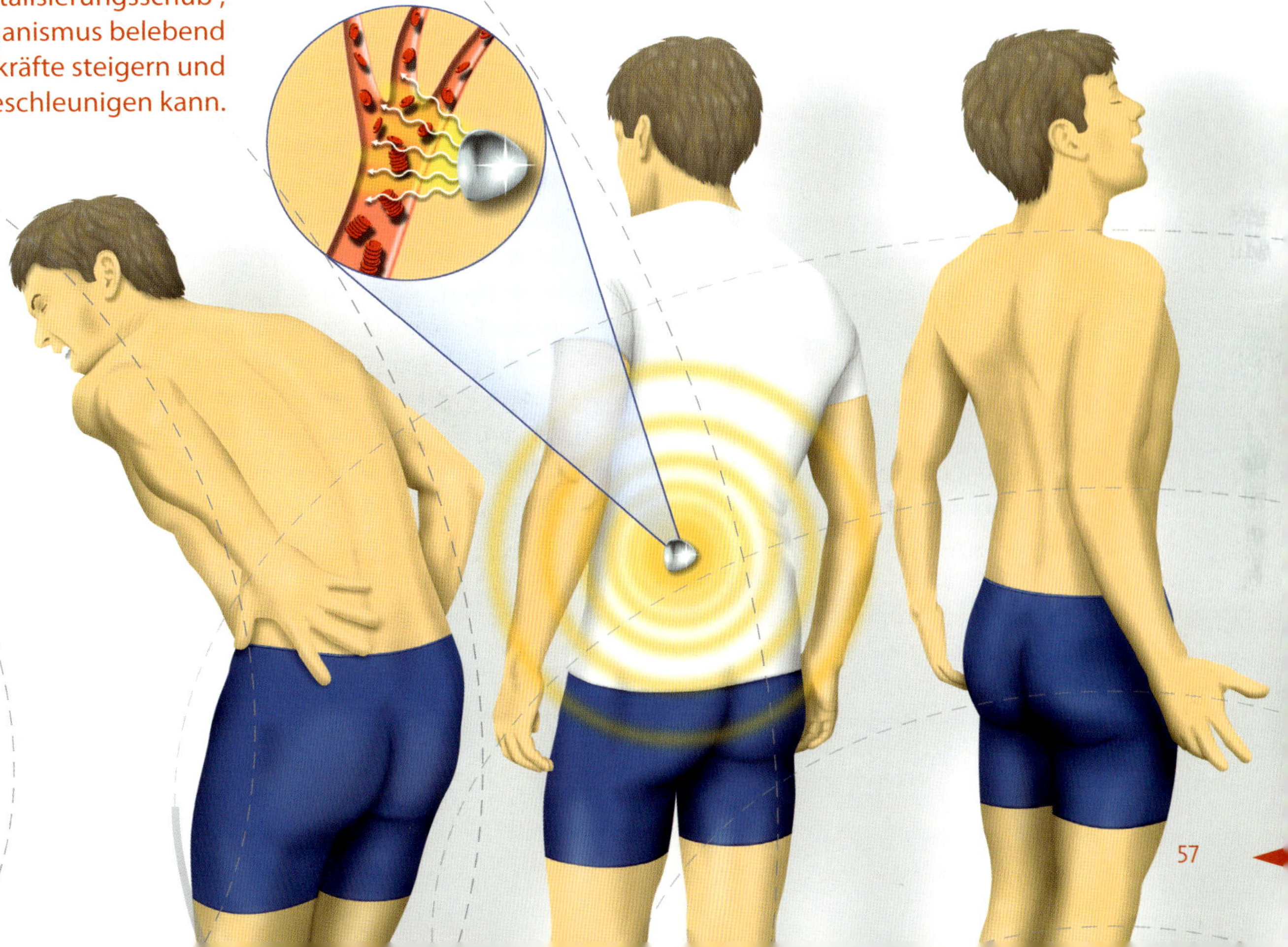

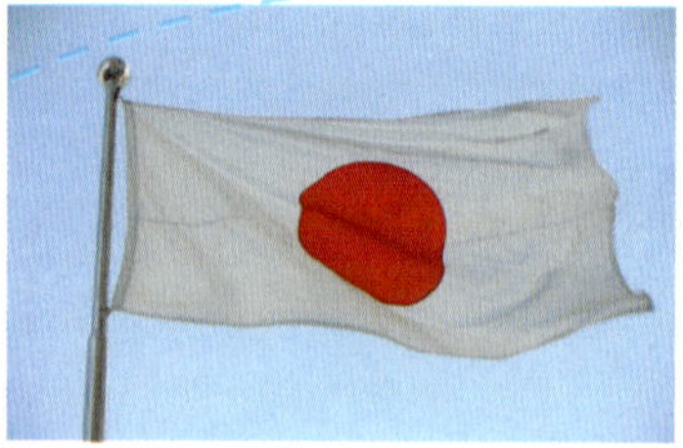

Japaner sind Vorreiter in der Anwendung von Magnetprodukten

Am meisten von sich reden machte Dr. Kyoichi Nakawaga, Leiter des Isuzu Hospitals in Tokio. Er behandelte über 10.000 Patienten mit Magnetfeldern. Die Ergebnisse wurden in einer Studie wissenschaftlich belegt. Nakawaga führte die Krankheiten – Steifheit des Rückens, der Schulter und der Lendenpartie, des Nackens, Brustkorbschmerzen, Migräne, chronische Verstopfung, Schlaflosigkeit und Müdigkeit – größtenteils auf Magnetfeldmangel zurück. Diese These konnte er durch zwei Argumente nachhaltig beweisen: zum einen durch die Tatsache, dass das Magnetfeld der Erde in den vergangenen 500 Jahren um 50 Prozent an Intensität nachgelassen hat und weiter nachlassen wird. Zum zweiten konnte er durch die an seinem Institut durchgeführte Studie den wissenschaftlichen Beweis erbringen, dass die Zufuhr magnetischer Energie Krankheiten heilte, weil er die Ursache, das Magnetfeld-Mangel-Syndrom, durch Magnetfeldbehandlungen aufhob. 90 Prozent der Patienten waren bereits nach wenigen Tagen beschwerdefrei. Daraufhin wurde die Magnetfeldtherapie vom japanischen Gesundheitsministerium anerkannt.

Die Kraft der Magneten wirkt und wirkt und wirkt!

Detaillierte Berichte von Heilungsergebnissen stammen von Professor Dr. med. Wolfgang Mühlbauer aus dem Jahr 1974. Er baute eine Art Pflaster aus Permanentmagneten entlang des Spalts bei einer offenen Wunde an der Bauchdecke und konnte damit die Heilung stark beschleunigen. Er nannte seine Anwendung den „magnetischen Reißverschluss" und konnte damit auch bei Narben nach Verbrennungswunden große Erfolge erzielen.

Weiterentwicklung der Magnettherapie

Maßgeblichen Anteil an der Weiterentwicklung und wissenschaftlichen Begründung der modernen Magnetfeldtherapie hatte eine Reihe weiterer namhafter Forscher. Zum Beispiel der zweifache amerikanische Nobelpreisträger Linus C. Pauling. Er wies nach, dass der eisenhaltige rote Blutfarbstoff Hämoglobin magnetische Eigenschaften besitzt, was ihm 1954 den Nobelpreis für Chemie einbrachte.

Einsatzgebiete der Magnettherapie: eine Zusammenfassung

> Aktivierung des Stoffwechsels
> Verbesserung der Durchblutung
> Förderung der körpereigenen Abwehr
> Linderung schmerzhafter Verkrampfungen
> Reduzierung rheumatischer Beschwerden
> Beschleunigter Abbau von Schwellungen
> Schnellere Regeneration der Haut
> Kopfschmerzen und Migräne
> Harmonisierung des Nervensystems

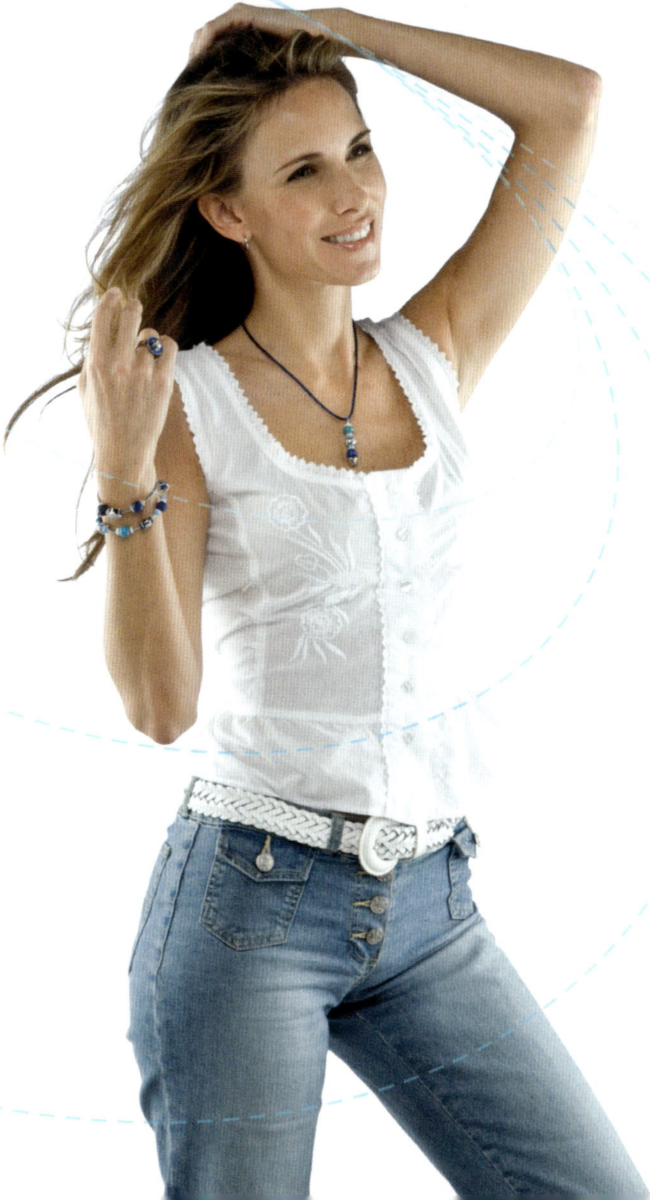

Magnetschmuck und seine Materialien

Echt wertvoll!

Kupfer, Silber, Gold und Platin – edle Metalle wurden schon immer zur Schmuckgestaltung benutzt. Edelstahl und Titan sind die Materialien der Moderne. In Kombination mit kraftvollen Magneten werden diese hochwertigen Metalle zu Schmuckstücken mit Ausstrahlung – nicht nur optisch!

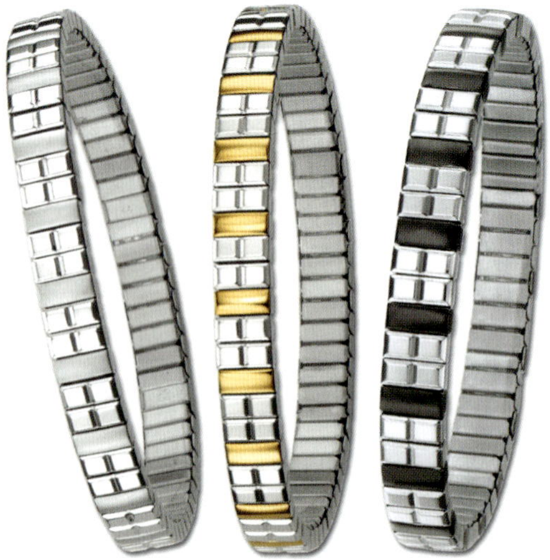

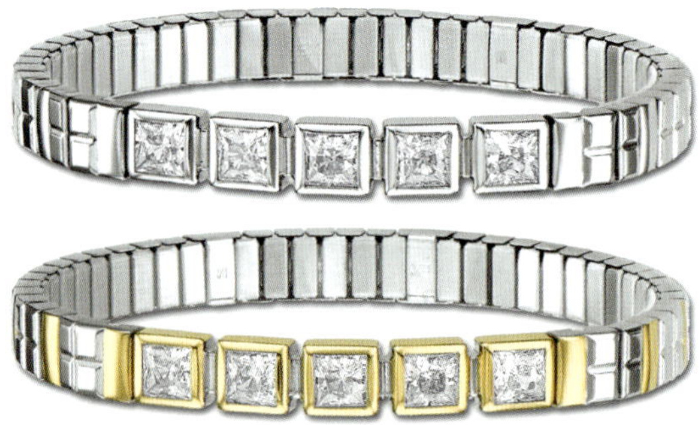

Kupfer

Cuprum (Cu) ist der lateinische Begriff für Kupfer. Das Metall beschirmt das Element Wasser und überträgt gleichzeitig auch seine Schwingungsinformation. Kupfer ist mit das älteste Metall, das von Menschenhand be- und verarbeitet wurde. Es spielte als Kostbarkeit neben Gold und Silber schon immer eine wichtige Rolle in der Gesellschaft.

Kupfer ist ein wesentlicher Bestandteil etlicher Enzyme unseres Körpers und deshalb für viele lebenswichtige Vorgänge unentbehrlich. Das Spurenelement Kupfer fördert die Bildung von Antikörpern im Abwehrsystem. Es wirkt entzündungshemmend und ist daher auch therapeutisch hilfreich bei rheumatischen Beschwerden.

Fortschreitender Gedächtnisverlust und Verwirrung sind die auffälligsten Symptome der Alzheimerschen Krankheit. Forscher der Universitätsklinik Homburg/Saar und der FU Berlin haben an „Alzheimer-Mäusen" gezeigt, dass Kupfer die Bildung der krankheitstypischen Ablagerungen im Gehirn verzögert. Die Wissenschaftler vermuten, dass Kupfer auch bei Menschen den Gesundheitszustand verbessern kann.

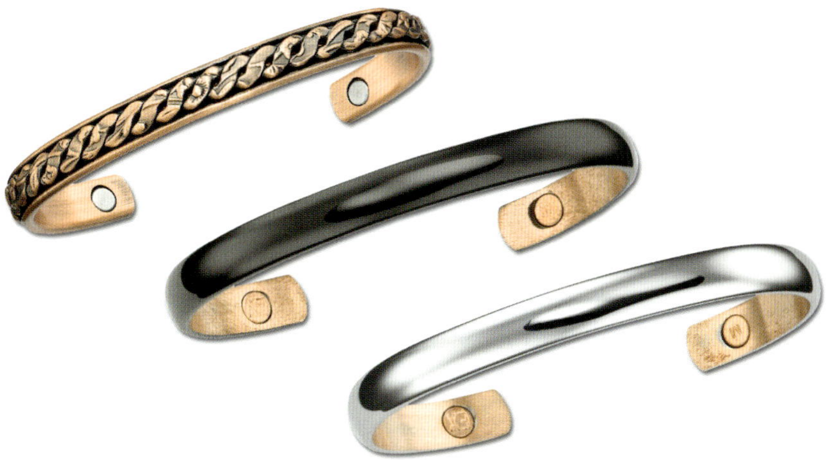

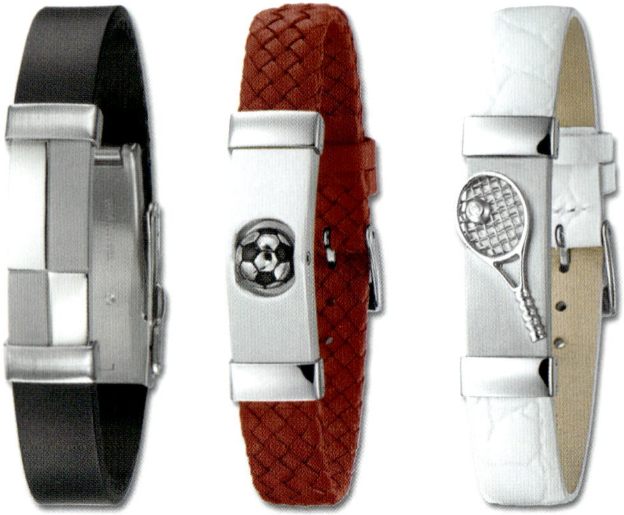

Beim Tragen von Kupfer-Magnetschmuck können dunkle Hautverfärbungen auftreten. Dabei handelt es sich um eine natürliche Reaktion zwischen Ihrer Haut und dem Kupfer. Diese Färbung kann einfach mit Wasser, Seife oder Essig abgewaschen werden. In äußerst seltenen Fällen können allergische Reaktionen der Haut (Rötung) auftreten, die nach Abnehmen des Schmuckstückes rasch wieder abklingen. Für solche Menschen ist Kupferschmuck nicht geeignet.

Doppelte Kraft: Wie wirkt Kupfermagnetschmuck?

Kupfer kann im Gegensatz zu vielen anderen Substanzen über die Haut aufgenommen werden. Es fördert die Eisenaufnahme des im roten Blutkörperchen enthaltenen Blutfarbstoffes (Hämoglobin). Der Blutfarbstoff ist notwendig, damit in der Lunge ausreichend Sauerstoff aufgenommen und über die Blutgefäße bis in die kleinsten Kapillaren weitertransportiert werden kann. Nur so ist die Versorgung der Zellen verschiedener Organe sichergestellt. Auf dem Rückweg durch den Körper nimmt das Hämoglobin einen Teil des Stoffwechselproduktes Kohlendioxid (CO_2) mit zur Lunge. Von hier aus wird das Kohlendioxid wieder abgegeben und ausgeatmet.

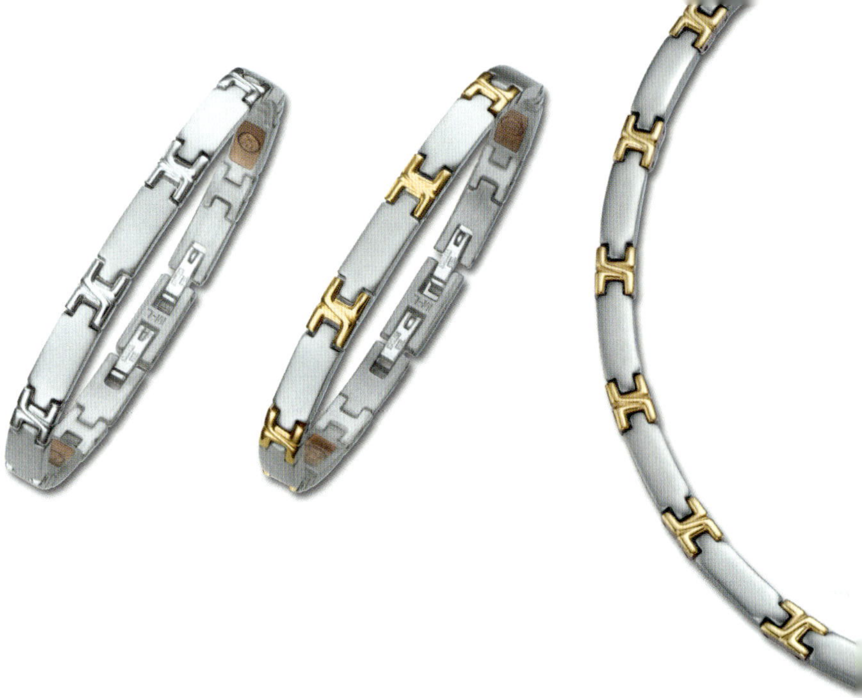

Warum ist die Eisenaufnahme so wichtig?

Zur Bildung roter Blutkörperchen sind zahlreiche Substanzen notwendig. Eine der wichtigsten ist Eisen. Die roten Blutkörperchen transportieren den Sauerstoff von den Lungen in den gesamten Organismus. Ist zu wenig Eisen im Körper vorhanden, kann nicht genügend roter Blutfarbstoff (Hämoglobin) gebildet werden. Folge: Die roten Blutkörperchen sind zu klein. Dadurch wird die Sauerstoffversorgung des Körpers verschlechtert.

„Eisen ist der Sauerstofftransporteur in unserem Körper, und das Mineral spielt auch für den Stoffwechsel der Zellen eine wichtige Rolle. Wird es magnetisiert, bekommen die Zellen einen Energie-Push, der sie besser und schneller arbeiten lässt."

Linus C. Pauling, Nobelpreisträger für Chemie

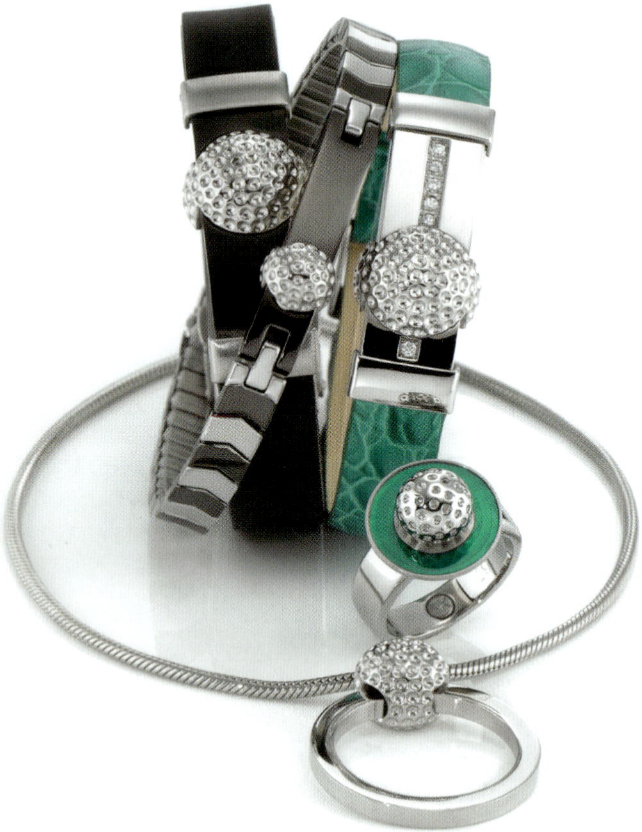

Edelstahl

Besonders modern, pflegleicht und wertbeständig sind Magnetschmuck und Accessoires aus attraktivem Edelstahl. In der Schmuckgestaltung wird Edelstahl wegen seiner reizvollen Effekte, seiner Oberflächenhärte und der Korrosionsbeständigkeit geschätzt. Optisch kommt Stahl dem Edelmetall Platin sehr nahe und erlebt in der Schmuckherstellung gerade seine Renaissance. Wenn die Entwicklung weiter so voranschreitet, wird Stahl Silber den Rang ablaufen. Edelstahlschmuck wird aufgrund des „Techno-Looks" besonders von Männern favorisiert. Stahlschmuck eignet sich auch für empfindliche, zu Allergien neigende Menschen.

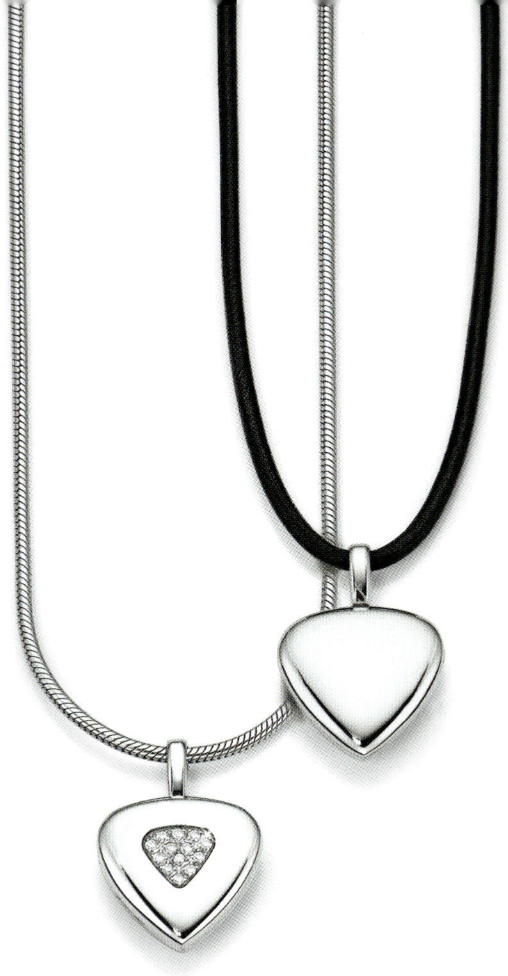

Titan

… wurde erst im Jahr 1965 entdeckt. Es ist technisch ein äußerst interessanter Werkstoff. Für die Schmuckherstellung eignet sich Titan wegen der verschiedenartigen farblichen Effekte von Gelb über Dunkelblau bis Violett. Titan wird auch für unterschiedlichste medizinische Implantate (im Zahnbereich und im Hüftgelenk etc.) eingesetzt. Bei Titanschmuck kommt es niemals zu Hautreaktionen. Titan wird überwiegend bei hochwertigen Ohrsteckern als Material für den Stift verwendet.

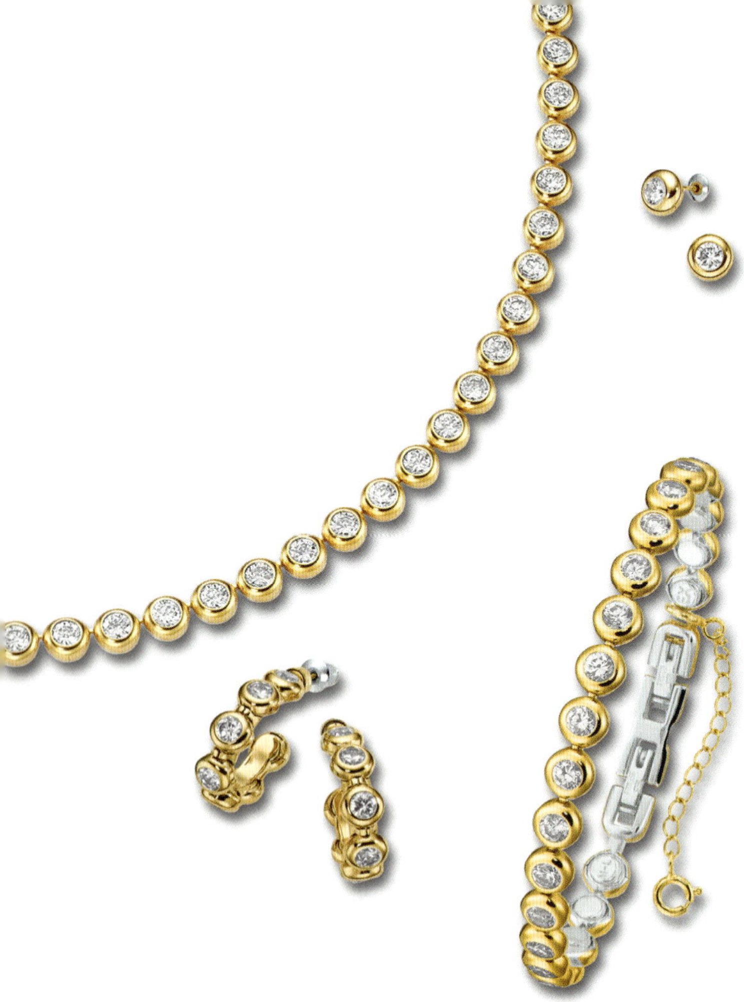

Gold

… ist das Metall der Sonne und das Material, um das sich die meisten Mythen ranken. Schon im Altertum wurde in Ägypten aus Golderzen das Edelmetall für die Schmuckherstellung gewonnen. Da pures Gold sehr weich ist und sich leicht abnutzt, verwendet man für Schmuck meist Legierungen, etwa mit Kupfer, Silber oder Palladium, um so dem fertigen Schmuckstück mehr Festigkeit zu verleihen. Weißgold wird oft mit einer Schicht Rhodium überzogen, um mehr Härte und einen schöneren Glanz zu erreichen. Hochwertiger Magnet-Modeschmuck wird häufig mit einer Goldauflage versehen und in unterschiedlichsten Designs angeboten.

Platin

… ist ein silberweißes und schwer zu verarbeitendes Metall, das heute nicht nur in der Schmuckherstellung, sondern auch in der chemischen Industrie und Medizin eine wichtige Rolle spielt. Neben Platin gibt es noch die so genannten „Platinmetalle“ wie Osmium, Iridium, Rhodium und Palladium. Letztere werden bei der Verarbeitung von Weißgold eingesetzt. Platin ist wie Gold unempfindlich gegen Wasser, Luft- und Umwelteinflüsse und Säure, deswegen wird hochwertiger Silberschmuck oft mit Rhodium oder Palladium überzogen, weil so eine Oxidation verhindert wird.

Sterlingsilber

Silber ist schon seit der Antike bekannt und von jeher ein Synonym für das Edle. Die lateinische Bezeichnung für Silber ist Argentum (Ag) und bedeutet „hell“ oder „Licht“. Durch Schwefeleinwirkung aus der Luft kommt es bei Silber zu der bekannten Verfärbung. Bei hochwertigem Schmuck wird dies durch eine spezielle Rhodium-Edelmetall-Beschichtung verhindert. Edelmetalle zeichnen sich durch einen natürlichen Glanz und seltenes Vorkommen aus. Silber ist das Edelmetall, das in der Herstellung von Magnetschmuck am häufigsten Verwendung findet. Sehr beliebt ist die Veredelung von Sterlingsilber mit einer Goldauflage.

Messing

Messing ist bekannt, weil viele Dinge des täglichen Lebens aus Messing sind. Messing ist eine Sammelbezeichnung für Kupfer-Legierungen mit Zink als Hauptlegierungspartner des Kupfers. Die Legierung ist gut zu verarbeiten. Als Grundmetall wird Messing bei Modeschmuck benutzt.

Edelsteine, synthetische Steine und Zirkonia können in das härtere Metall Messing (sowie auch in Edelstahl, Gold, Silber, Platin) dauerhaft gefasst werden. Das Fassen der Steine ist teurer, da der Prozess länger dauert. Die Steine haben aber durch die aufwändigere Fassung einen besseren Halt.

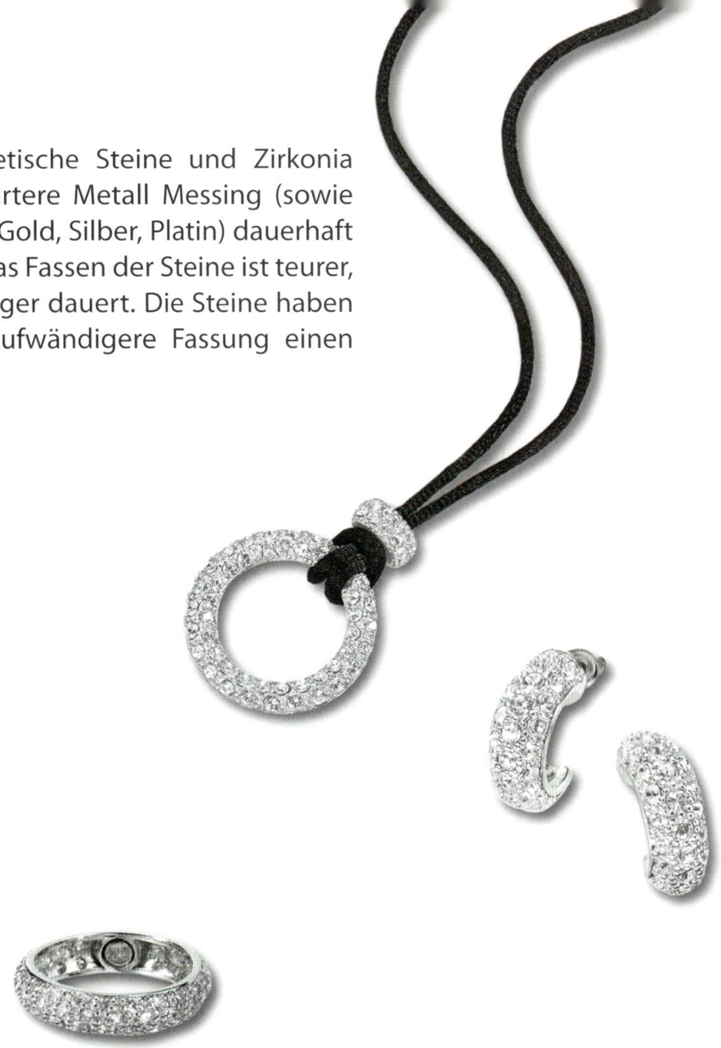

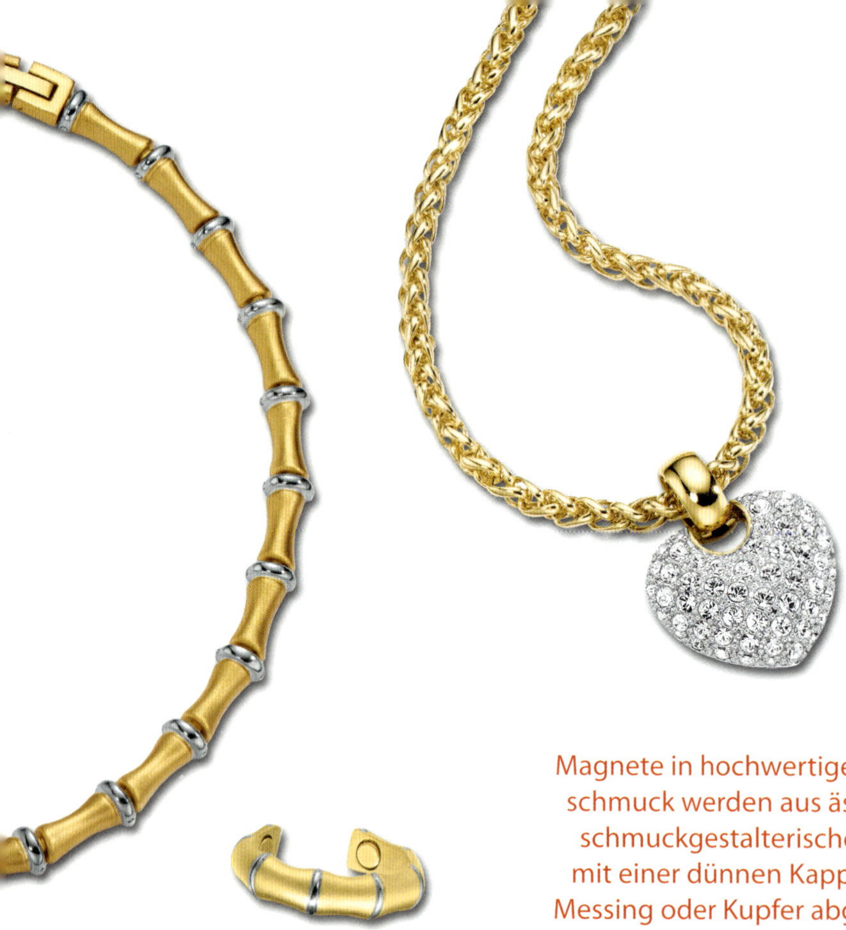

Magnete in hochwertigem Magnetschmuck werden aus ästhetischen, schmuckgestalterischen Gründen mit einer dünnen Kappe aus Stahl, Messing oder Kupfer abgedeckt das verhindert die Korrosion des Magneten und macht diesen „unsichtbar“.

Zinn

Zinn ist ein silberweißes, glänzendes und sehr weiches Schwermetall, das sich gut auswalzen lässt (Zinnfolie, Stanniol). Zinn ist an der Luft sehr beständig, wird aber durch starke Säuren und Basen angegriffen. Reines Zinn und anorganische Zinnverbindungen sind praktisch ungiftig. Die Steine in Schmuckstücken aus Zinn sind in der Regel geklebt, da dieses Material weich ist.

So bleibt Ihr Magnetschmuck ein Schmuckstück

Magnetschmuck gibt es in verschiedenen Ausführungen und Qualitätsstufen. Was mit dem bloßen Auge „gleich“ aussieht, hat nicht immer die gleiche Qualität. Je höher die Gold-, Silber- oder Rhodiumauflage, desto höher der Preis und umso länger werden Sie Freude an Ihrem Schmuckstück haben. Die Auswahl an Magnetschmuck ist groß: Ohrringe, Halsketten, Anhänger, Armbänder, Ringe, Fußkettchen.

Welcher Schmuck wirkt an welcher Stelle am besten?

Top-Tipps für das Tragen von Armbändern, Ringen, Ohrringen und Magnetaccessoires

In erster Linie sollte Ihnen das Schmuckstück gefallen und zu Ihren Tragegewohnheiten passen! Denn nur dann, wenn Ihnen Ihr Schmuck gut gefällt, werden Sie ihn auch regelmäßig tragen. Und nur so ist sichergestellt, dass die integrierten Magnete ihre Wirkung voll entfalten können. Wo auch immer Ihr Magnetschmuck platziert ist, wirkt die magnetische Kraft.

Nur wenn Ihnen Ihr Schmuck gut gefällt, werden Sie ihn auch regelmäßig tragen. Und nur so ist sichergestellt, dass die integrierten Magnete ihre Wirkung voll entfalten können!

Armbänder

Frauen tragen häufig mehrere Armbänder nebeneinander, aber oft nur eine Halskette oder ein paar Ohrringe. Mit Armbändern können sie Ihre Garderobe flexibel gestalten. Deswegen werden Armbänder gern gesammelt und auch mehrere gleichzeitig getragen. Stilsichere, selbstbewusste Frauen tragen interessante Kombinationen von Armbändern, weil sie dadurch ihre Individualität und den eigenen Stil zum Ausdruck bringen möchten. In Indien wird das Vermögen bevorzugt in Form von Goldarmreifen am Körper zur Schau getragen. Je mehr Armbänder eine Frau am Arm trägt, desto reicher ist sie.

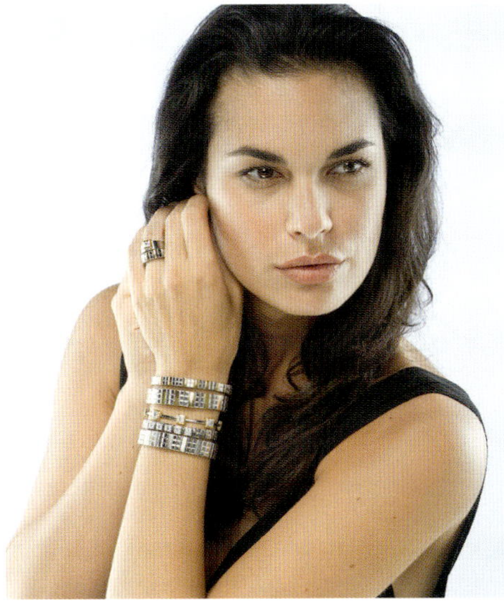

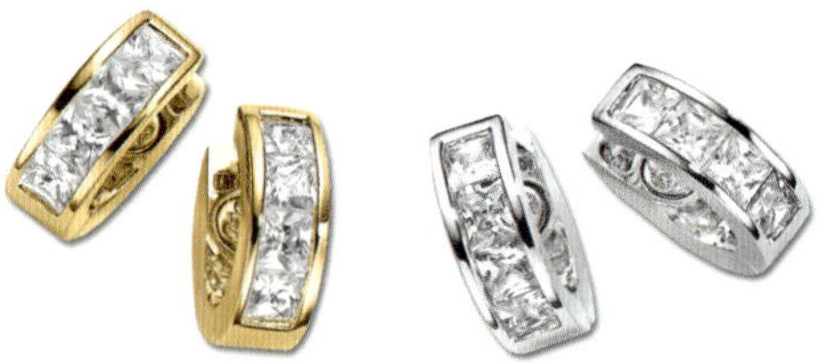

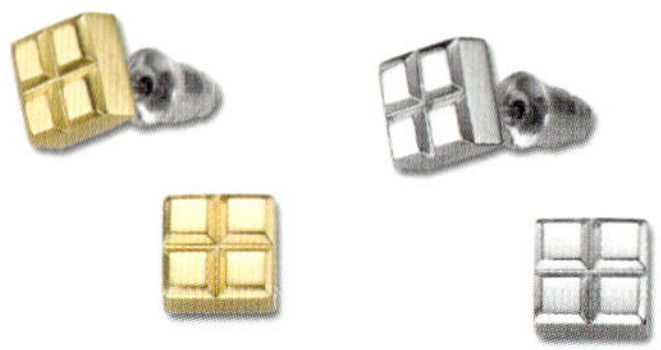

Für einen Therapieerfolg ist es wesentlich, dass Magnetschmuck täglich über viele Stunden anlegt wird. Ohrschmuck, Armreifen und Halsketten wirken gleichermaßen.

Ohrringe / Halsketten

Viele Menschen glauben, sie sollten bei Migräne oder Kopfschmerzen wegen der Nähe zur Schmerzstelle am besten Ohrringe oder Halsketten tragen. Dies trifft so nicht zu, denn Kopfschmerz und Migräne reagieren generell positiv auf Magnetschmuck, unabhängig davon, wo dieser getragen wird.

Ringe

Die Erfahrung zeigt, dass die Schmerzen durch geschwollene oder verknöcherte Fingergelenke (Arthrose, Rheuma) durch das Tragen eines Armbandes allgemein zurückgehen. Dieses wirkt auf alle Finger gleichzeitig.
Ringe können hier ergänzend an einzelnen, besonders schmerzhaften oder unbeweglichen Fingern eingesetzt werden. Diese helfen dann gezielt bei der Wiedergewinnung der Beweglichkeit. Wenn die Knöchel stark verdickt sind, eignen sich flexible Ringe am besten, denn sie lassen sich über die verknöcherte Stelle leichter ziehen und passen sich dem Fingerumfang an.

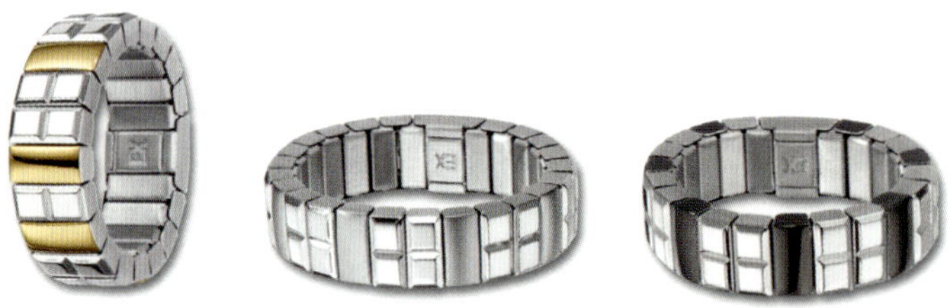

Fußketten

Fußketten sind beliebt bei angeschwollenen Beinen und Füßen. Sie sind schöne Modeaccessoires. Bei Menschen, die wegen ihrer Arbeit keinen Schmuck tragen dürfen oder sichtbar tragen wollen, ersetzen sie während der Arbeitszeit Armbänder und Halsketten.

Extra starke Magnetaccessoires

Zur punktuellen Anwendung werden extra starke und größere Magnete als Accessoires angeboten. Diese Accessoires, deren Magnete aufgrund ihrer Größe und Stärke eine größere Reichweite haben, werden mit großem Erfolg besonders bei Menstruationsbeschwerden, Verspannungszuständen im Schulter- und Nackenbereich, Rückenbeschwerden und Gelenkschmerzen am Ellbogen oder Knie eingesetzt. Verschiedene Hersteller bieten solche Magnetaccessoires als Clip, Chip oder verarbeitet in dekorative Accessoires an. Bei allen Ausführungen wird das Magnetelement auf der Innenseite der Kleidung immer dort platziert, wo man die Kraft der Magnete zusätzlich lokal einsetzen möchte.

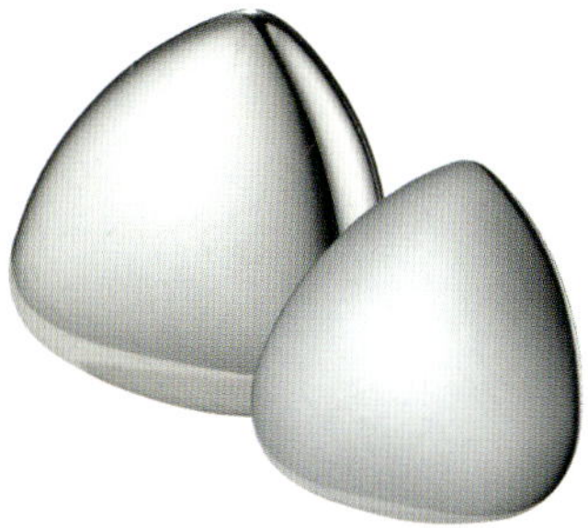

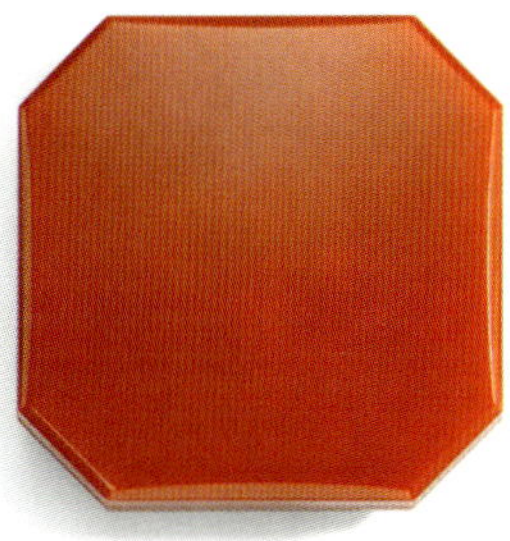

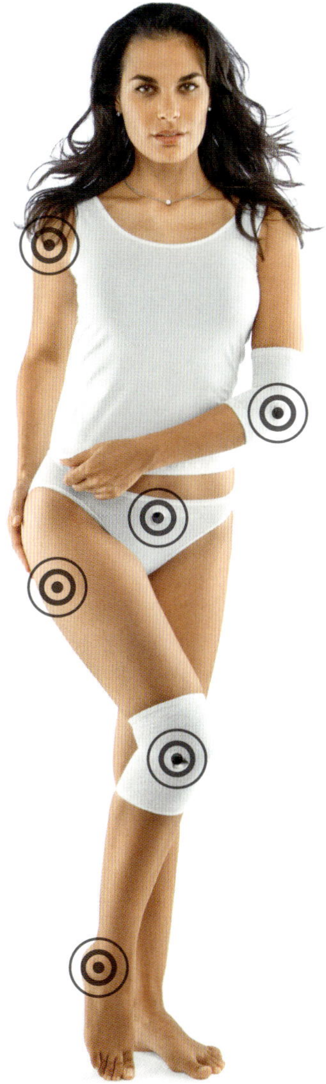

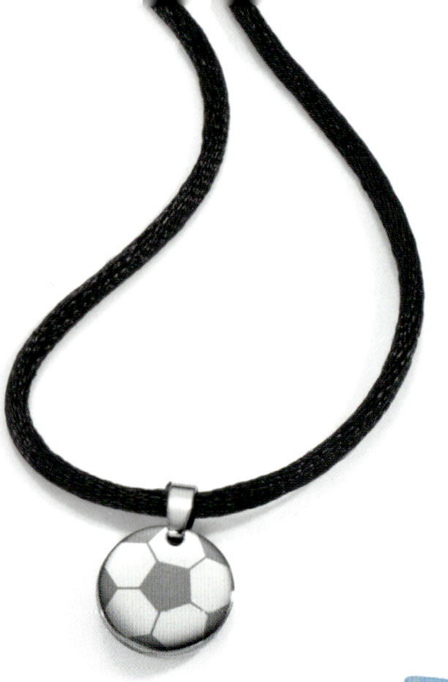

Kinderkollektionen für Spaß und Wellness

Erfahrungsberichte zeigen, dass Kindern das Tragen von Magnetschmuck den schulischen Stress erträglicher machen, Prüfungsangst reduzieren oder die Konzentrationsfähigkeit erhöhen kann. Mit einem Magnetschmuckstück schenkt man den Kindern immer auch eine Extraportion Wohlbefinden.

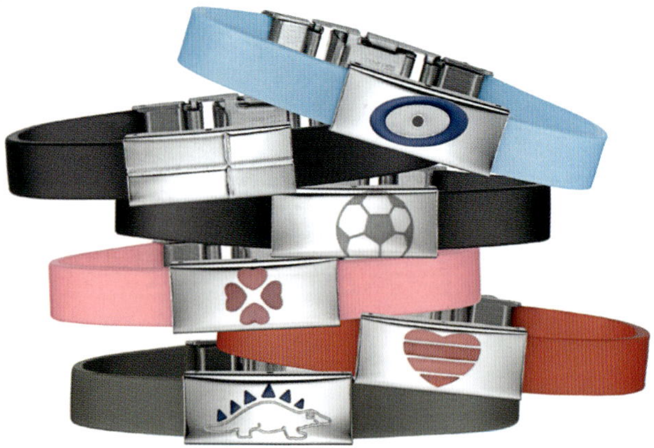

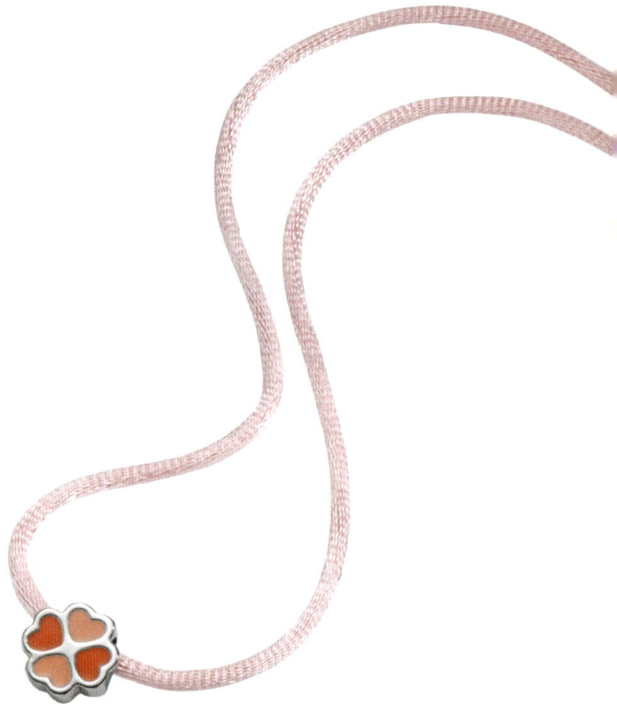

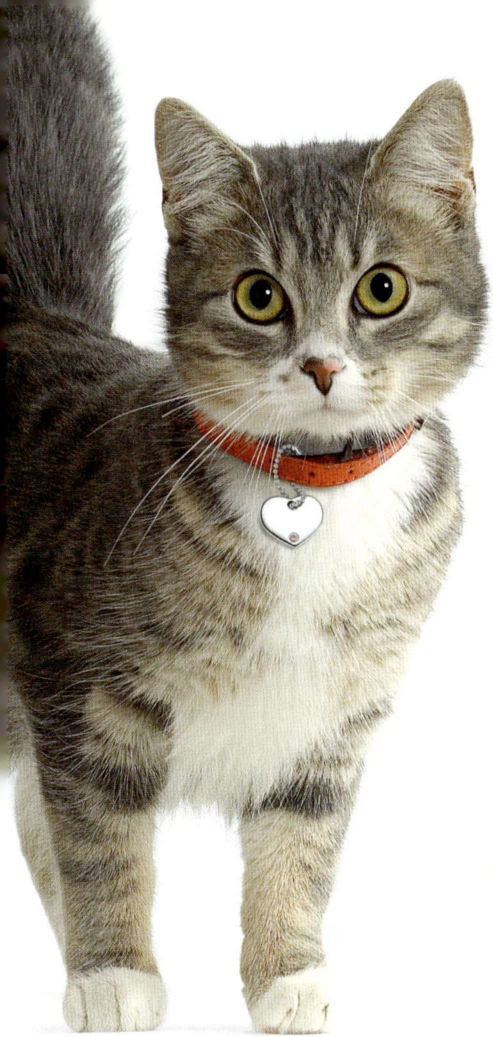

Die Wirkung der Magnete bei Tieren

Auch Tiere profitieren von der positiven Kraft der Magnete. Bei Hunden und Katzen helfen Magnetmatten und Halsbänder mit Magneten gegen Beschwerden. Pferde regenerieren nach dem Ritt unter Magnetdecken schneller. Schleimbeutelentzündungen können mithilfe von Magnetaccessoires bekämpft werden. Magnetisiertes Napfwasser hat dieselben positiven Auswirkungen auf Vierbeiner wie auf den menschlichen Organismus. Sogar in Aquarien werden Magnete eingesetzt.

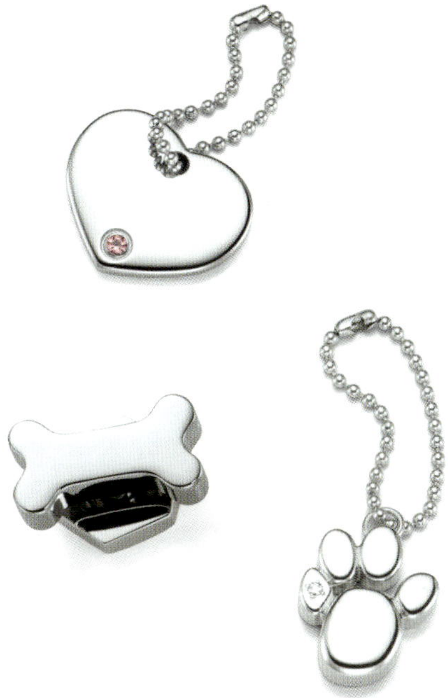

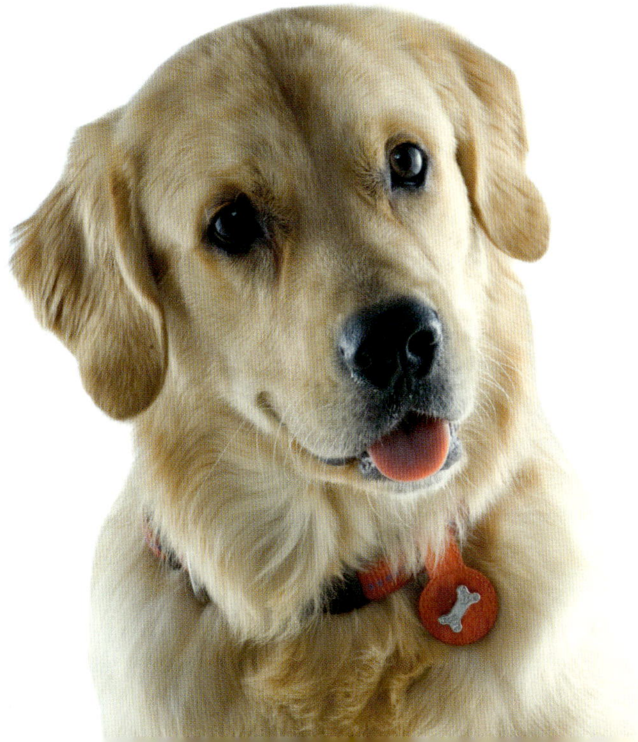

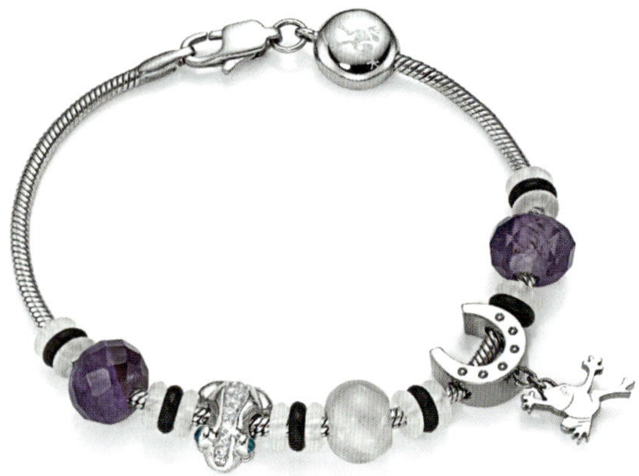

Schmuck

Menschen schmücken sich schon seit Tausenden von Jahren. Schon lange bevor Menschen Metalle entdeckten und bearbeiteten, wurde die Haut mit Farben bemalt und Blätter, Wurzeln oder Knochen zur Dekoration genutzt. Schmuck diente als Statusobjekt, um das Talent als Jäger zu zeigen, als Talisman, Amulett, als religiöses Symbol oder auch zur Wertanlage.

Talisman (von arab. tilsam, Zauberbild – Plural tilsamat oder talasim) ist ein kleiner Gegenstand, oft ein Bild aus Metall oder Stein, der gegen Krankheiten und Zauberei schützen soll oder als allgemeiner Glücksbringer dient.

Damit unterscheidet er sich in gewisser Hinsicht vom Amulett, das zielgerichtet und absichtsvoll auf eine ganz bestimmte Wirkung hin eingesetzt wird. Er kann an der Kleidung getragen oder in bzw. an Wohnungen angebracht werden.

Talismane, Amulette und ihre Symbolik

Die Menschheit hat sich in ihrer Geschichte eine Fülle von Zeichen und Symbolen mit unterschiedlichsten Bedeutungen und Funktionen geschaffen. Ob figürlich oder abstrakt, ob naturalistische Darstellung oder stark verfremdet, in unserer Welt sind wir umgeben von einer Vielzahl an Symbolen, Zeichen und Signalen, die uns überall mehr oder weniger verschlüsselte Informationen geben.

Amulette werden am Körper (oft auch als Schmuck) oder in der Kleidung getragen, in Fahrzeugen oder im Zuhause aufbewahrt, dem Vieh zum Schutz umgehängt. Sie können aus einer Vielzahl von Materialien bestehen. Durch sie soll der Träger passiv geschützt werden. Amulette finden Anwendung in der (Para)Medizin, als Schutz von Schwangeren, gegen den bösen Blick und als Liebeszauber. Beim Amulett wirkt die animistische Vorstellung, dass magische Kräfte auf den Menschen einwirken, denen er durch das Amulett entgegenwirken kann. (Quelle: Wikipedia)

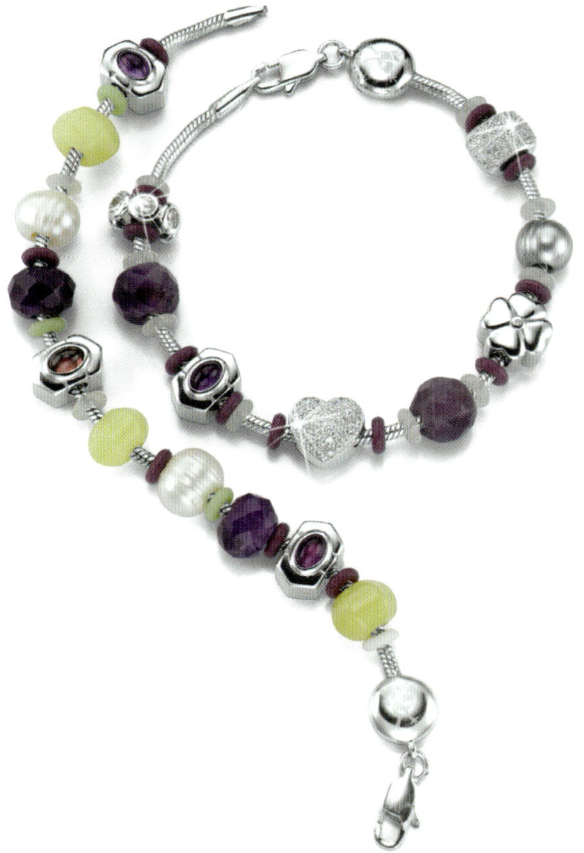

Charms – und ihre Symbolik
Die Bedeutung der schmucken Glücksbringer

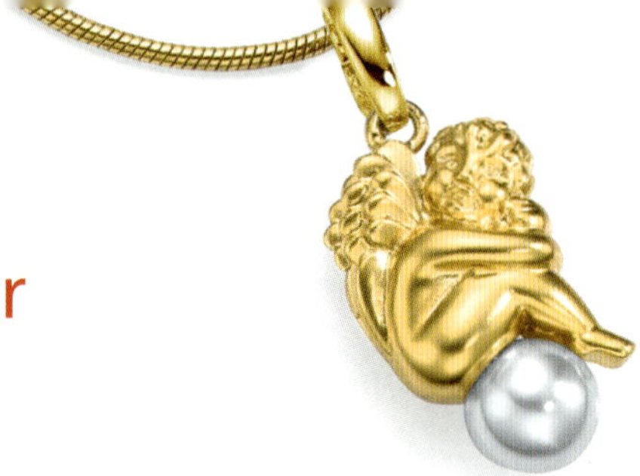

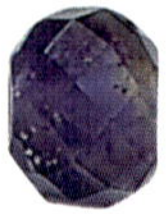

Edelsteine

Edle Steine wie Diamanten, Rosenquarz, Amethyst, Türkis oder Lapislazuli – neben ihrem Wert, ihrer Brillanz und ihrem Farbreichtum sind es die magischen Kräfte, die Edelsteinen zugeschrieben werden, die sie so beliebt machen. So ist der Rosenquarz der Stein der Liebe, der auch verletzte Gefühle positiv beeinflussen soll. Der Türkis ist der Schutzstein vor negativen Einflüssen, für Stärke und Kommunikation. Mit Hilfe von Symbolen und Zeichen sprechen wir immer eine sehr individuelle Sprache, sei es ein Kristallherz für die erste Liebe, ein Talisman zur Geburt eines Kindes oder ein Glücksbringer in Form eines Marienkäfers, Kleeblatts oder Hufeisens. Alle Glücksbringer haben ihre eigene Symbolik:

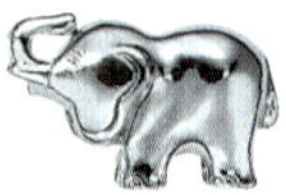

Elefant

In Asien symbolisiert der Elefant Weisheit, Klugheit, Geduld, Stärke, Güte und Hingabe. Er gilt außerdem als Glücksbringer für Liebende und verheißt eheliches Glück aufgrund seines sehr treuen Wesens.

Engel

Durch alle Kulturen und Jahrhunderte hindurch hat sich die Funktion der Engelgestalten kaum verändert. Sie sind dort eingesetzt, wo Vermittlung zwischen einem Gott und den Menschen entstehen soll und vor allem, wo Schutz vonnöten ist. Nach der kirchlichen Lehre zeigt Gott in Engeln den Menschen seine Nähe.

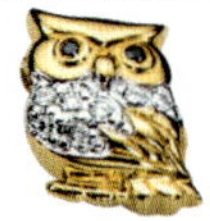

Eule

In der alten griechischen Zivilisation symbolisierte die Eule Weisheit, Aufmerksamkeit und Voraussicht. Sie war Athene, der Göttin der Weisheit gewidmet. Im Mittelalter war die Eule ein Symbol der Meditation und wurde mit Büchern assoziiert.

Frosch

Froschamulette sind begehrte Talismane, die auf der ganzen Welt unterschiedliche Bedeutung haben: Die Römer schützte das Tragen eines Froschamuletts vor Pech in der Liebe und Unheil; im alten Ägypten sollte der Frosch vor dem Verlust der Jungfräulichkeit und vor Unfruchtbarkeit schützen; in China garantierte ein solches Amulett ein langes Leben und Reichtum; im mediterranen Raum ist der Frosch ein Glückssymbol, der seinem Besitzer Gesundheit, Wohlstand und eine Fülle irdischer Reichtümer beschert.

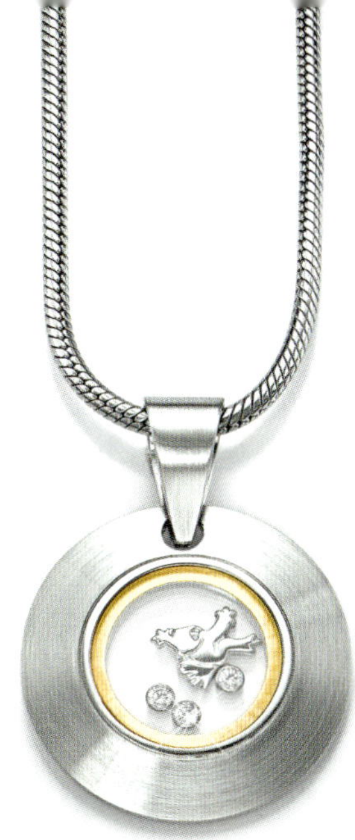

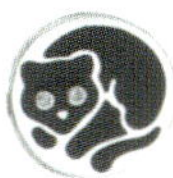

Katze

In allen Kulturen feiert man die Katze als Glückssymbol. In Asien steht sie für Reichtum und Segen; in den islamischen Ländern als Symbol der Reinheit. In Europa kann eine bunte Katze dem Volksglauben nach vor Krankheit und Feuersbrunst schützen.

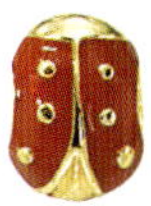

Marienkäfer

Der Marienkäfer mit seinen roten Flügelblättern und schwarzen Punkten gilt den meisten Menschen als Glückssymbol schlechthin. Den alten Germanen war der Lausvertilger heilig. Der Nützling, der bis zu 150 Blattläuse am Tag verputzt, galt den mittelalterlichen Bauern als Geschenk der Gottesmutter Maria. 2006 wurde das nützliche, Glück bringende Tierchen zum „Insekt des Jahres“ gekürt.

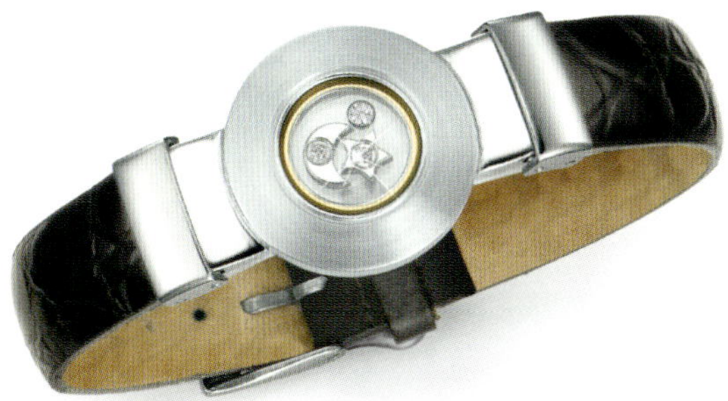

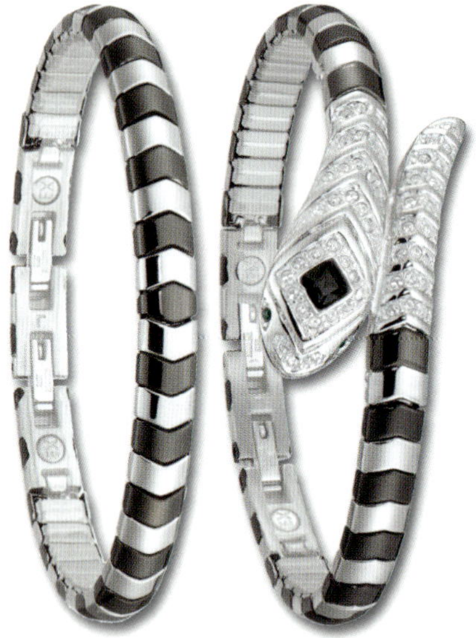

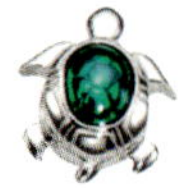

Schildkröte

Die Schildkröte hat eine lange Lebenserwartung und verfügt deshalb, so glaubte man, über reiche Lebenserfahrungen. Der Sage nach kann sie sich an die Vergangenheit erinnern und das Zukunftsgeschehen voraussehen. Schildkröten gelten als Symbol für Weisheit, Stärke, Stabilität, Güte und Geduld und ewiges Leben.

Schlange

In vielen Ländern und Epochen galt die Schlange als eine heilige Schutzmacht. Sie wurde mit dem Gott der Heilkunde in Verbindung gebracht und zu einem Symbol für langes Leben und Unsterblichkeit. Noch heute ist die Äskulap-Natter das Standeszeichen der Ärzte.

Yin und Yang

In den alten Schriften wird dieses Zeichen „das Eine“, „das Große“ oder „das Wahrhaftige“ genannt. Es zeigt die gegensätzlichen Kräfte der Natur: Yin (unten, Erde, schwarz) und Yang (oben, Himmel, weiß), die sich nicht konträr gegenüber stehen, sondern sich gegenseitig in Idealform ergänzen. Keines überwiegt und jedes birgt in sich selbst auch einen Teil des Anderen. Alles ist in jeweils runder, harmonischer Form. So ist dieses Zeichen das Symbol für Freundschaft, Partnerschaft, Liebe und kann auch für Ausgleich und Frieden stehen.

Totenkopf

Der Totenkopf ist traditionell ein Symbol für die Vergänglichkeit. In einigen Bereichen der modernen Jugendkultur werden Totenköpfe aber auch als Protest gegen herrschende Gesellschaftsnormen verwendet. In Mexiko bringen Totenköpfe Glück. Dort ist er kein Schreckgespenst, sondern der Übergang in ein anderes, meist besseres Dasein. Der „Tag der Toten“ wird Anfang November zwei Tage lang gefeiert – mit Kindergesängen in der Schule und Familien-Picknick auf dem Friedhof. Für die mexikanischen Kinder sind diese Tage wahrlich ein Fest: In den Markthallen werden Totenschädel als Süßigkeiten aus Zucker, Schokolade, Amarant, Kaugummi und anderen Leckereien angeboten.

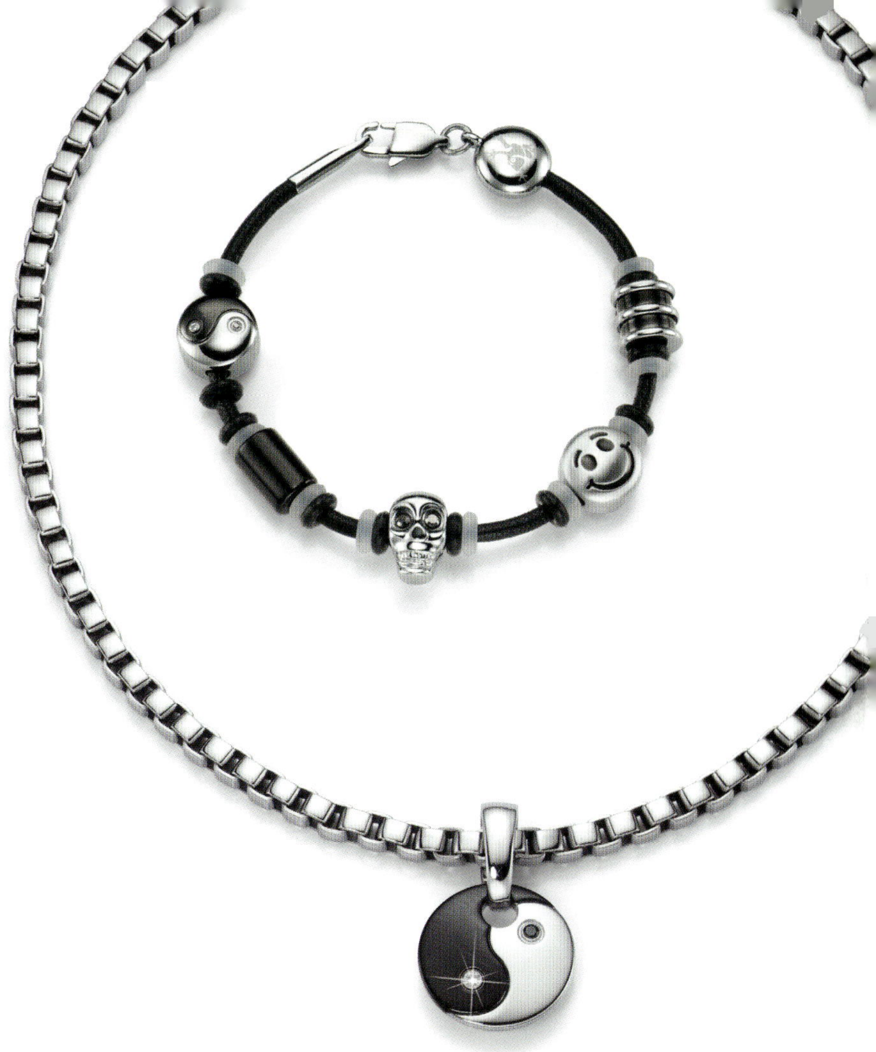

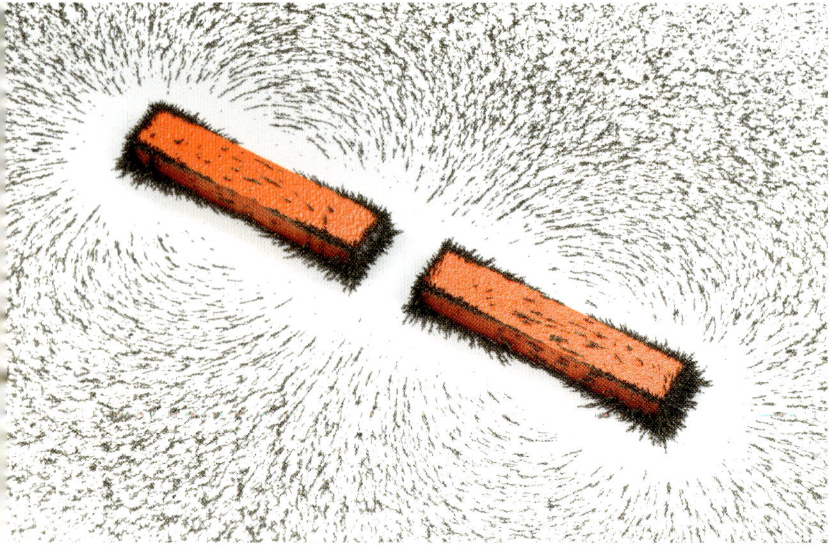

Magnetismus – Power für Gesundheit und Wellness aus der Natur

Der Trend zurück zur Natur bringt die Rückbesinnung auf naturgemäße, ganzheitliche Heilmethoden mit sich, wie Pflanzenheilkunde, Homöopathie, Akupunktur oder die Traditionelle chinesische Medizin (TCM), in der der Biomagnetismus zu einer der Grundkräfte gehört.

Diese alternativen Heilmethoden werden heute verstärkt von gesundheitsbewussten Menschen eingesetzt. Einen Boom bei der Steigerung des persönlichen Wohlbefindens erlebt die Behandlung mit Magneten. Denn magnetische Kräfte sind sehr wirkungsvoll, durch sie können die Selbstheilungskräfte nachhaltig stimuliert werden.

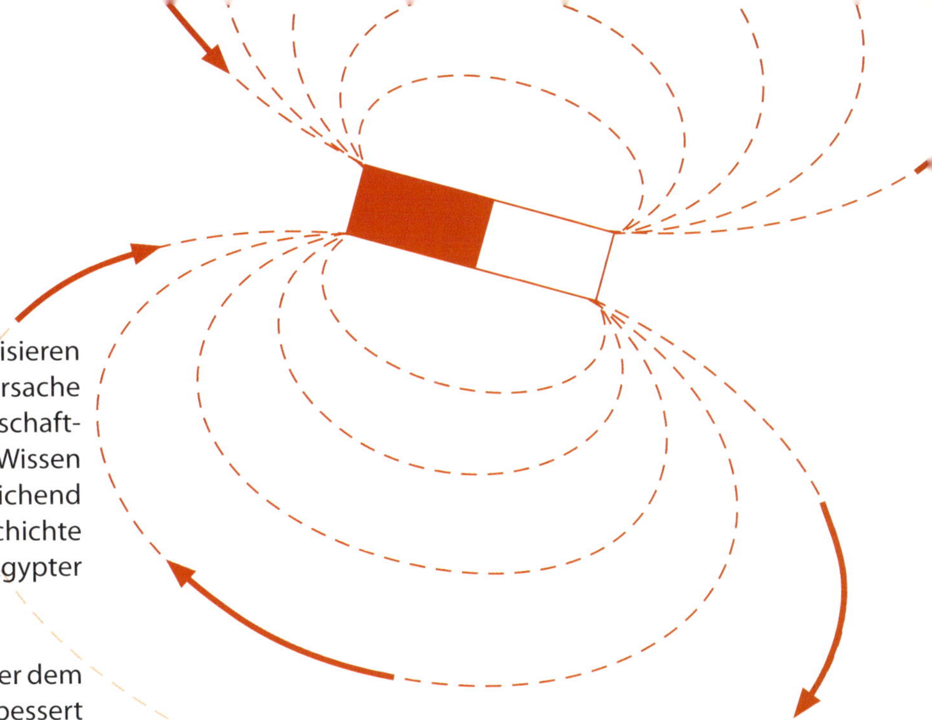

Können Magnete den Biorhythmus wirklich harmonisieren und Krankheiten vorbeugen oder lindern? Was ist die Ursache dieser Wirkungen? Ist das Unsinn oder gibt es wissenschaftliche Erklärungen für die Heilkraft der Magnete? Das Wissen um ihre Kraft ist eines der ältesten und historisch hinreichend dokumentierten therapeutischen Verfahren. Ihre Geschichte wurzelt in vorchristlichen Kulturen der Chinesen, Ägypter und Griechen beispielsweise.

So sind es in erster Linie Erfahrungstatsachen, dass unter dem Einfluss magnetischer Strahlung die Durchblutung verbessert wird und die körpereigenen Abwehrkräfte mobilisiert werden. Vor allem aber werden Verkrampfungen in verspannten Muskelpartien besser gelöst, und somit kann die Magnettherapie bei zahlreichen Alltagsproblemen hilfreich sein.

Historisch überliefert sind Berichte über die positive Wirkung und die Heilkraft der Magneten von Hildegard von Bingen und Paracelsus, dem großen Arzt und Alchemisten des Mittelalters. Auch sie machten das Heilen mit Magneten zu einem festen Bestandteil ihres Therapieschatzes.

„Wer den Magneten verwendet, wird feststellen, dass er ohne ihn nichts ausrichten kann gegen viele Krankheiten. Er ist ein Meisterstück für den Künstler der Arznei, wie keines mehr weit und breit zu finden ist!"

Paracelsus

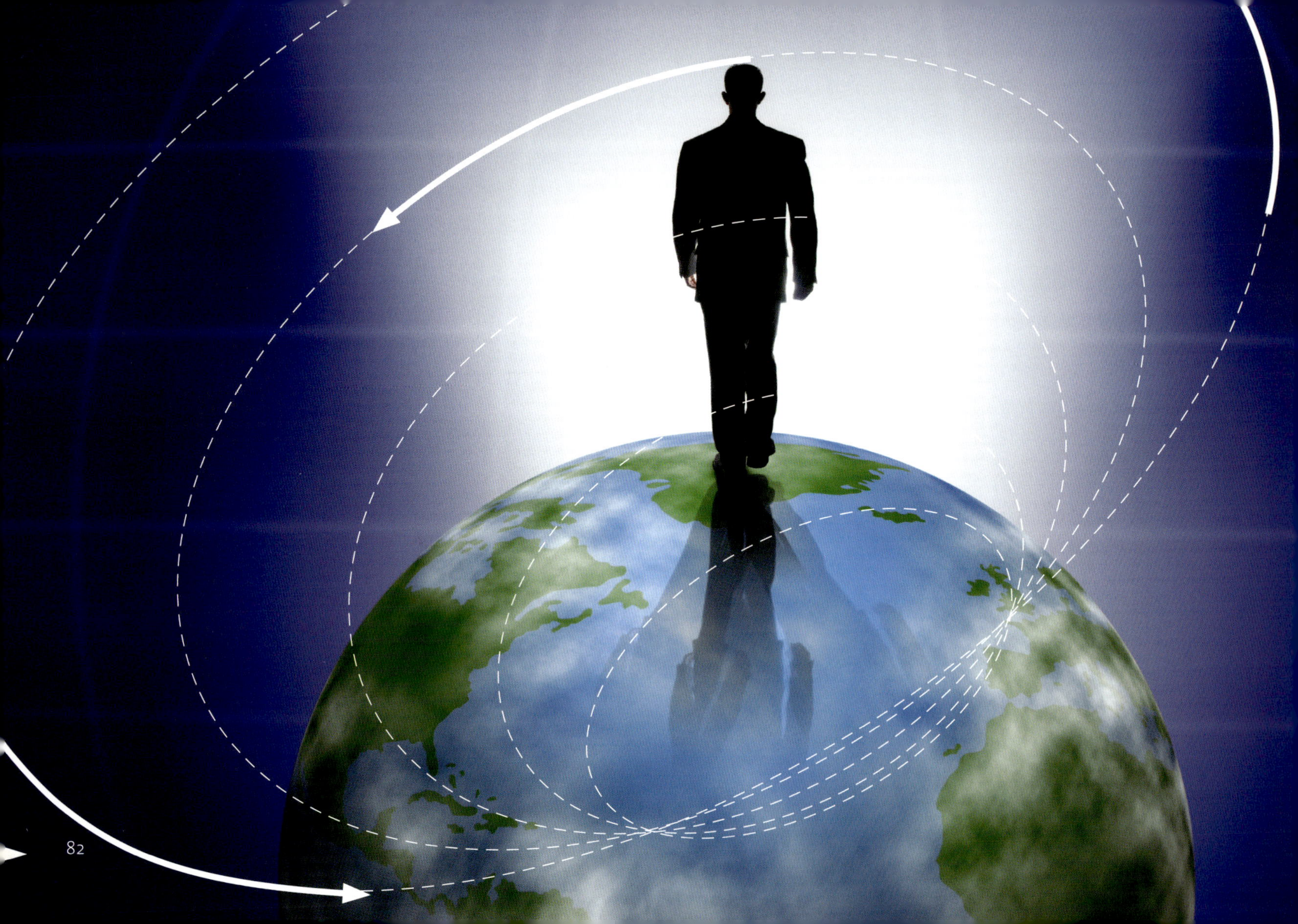

Magnetismus ist überall und untrennbar mit dem Leben verbunden

Magnetismus ist die Kraft, die für Ordnung im Universum sorgt. Sie macht es möglich, dass Sterne und Planeten mit bemerkenswerter Geschwindigkeit im Weltraum kreisen. Magnetismus ist ein grundsätzliches Prinzip, das uns, beginnend in den kleinsten Bausteinen – in Atomen, Molekülen, Zellen, Organen, im Organismus und gleichermaßen beim natürlichen Erdmagnetfeld, dem Magnetfeld der Sonne und im Universum als Ganzes – immer wieder begegnet.

Das Magnetfeld der Erde ist einige Milliarden Jahre alt und damit erheblich länger vorhanden als jedes Leben auf unserem Planeten. Ohne die Magnetkraft wäre kein Leben auf der Erde möglich. Das natürliche Erdmagnetfeld ist sehr schwach und hat nur eine Stärke von ca. 0,5 Gauß und unterliegt tageszeitlichen Schwankungen.

Auf der Nachtseite der Erde ist es, bedingt durch die fehlende Sonneneinstrahlung, um etwa 0,1 Gauß schwächer. Ein bis heute unerklärliches Phänomen sind Regionen und Plätze auf der Erde, an denen die Stärke des natürlichen Magnetfelds zum Teil bis zu doppelt so hoch ist wie normalerweise. Hunderttausende von Menschen besuchen diese Orte, weil sie bekannt dafür sind, dass von ihnen Kräfte ausgehen, die sich positiv auf die Gesundheit auswirken. Ein solcher Ort, weit über die französischen Grenzen hinweg bekannt, ist Lourdes.

Die Bedeutung von Magnetfeldern für unsere Gesundheit

Die Kraft des Erdmagnetfelds bewegt nicht nur die Kompassnadel. Sie spielt auch für unsere Gesundheit eine wesentliche Rolle. Die Überlebensfähigkeit und das Wohlbefinden der Menschen, der Tiere und der Pflanzenwelt sind von dieser Kraft abhängig. Die Magnetkraft wirkt auf jede einzelne Zelle im Organismus von Mensch und Tier. Das ist die Grundvoraussetzung für die vielfältigen Einsatzmöglichkeiten der Magnettherapie.

Welche Bedeutung das natürliche Magnetfeld der Erde für das Leben hat, wurde beispielsweise in der bemannten Raumfahrt deutlich. Als die ersten Raumfahrer zur Erde zurückkehrten, wurden bei ihnen gesundheitliche Probleme festgestellt. Sie klagten über Schlafstörungen, Müdigkeit, Konzentrationsmangel und Depressionen, was für die Raumfahrtmedizin zunächst unerklärlich war. Später erkannte man, dass das Hauptproblem die energetische Erschöpfung war. Diese Schwäche wurde dem Fehlen der Erdmagnetfeldwirkung zugeschrieben.

Aufgrund dieser Erkenntnisse begann sich die Wissenschaft in den frühen 60er Jahren erneut mit der biologischen Wirkung von Magnetfeldern auf den menschlichen Organismus zu beschäftigen. Es gibt heute eine Fülle wissenschaftlicher Erkenntnisse über die fundamentale Bedeutung der Magnetkraft für unsere Gesundheit.

Aber auch im Tierreich spielt Magnetismus und die Kraft der Magnete eine bedeutsame Rolle. Es ist bekannt, dass sich zahlreiche Tiere am Erdmagnetfeld orientieren: Zugvögel, Ameisen, Bienen, viele Meerestiere wie die Wale, die ihre immer gleichen Bahnen entlang erdmagnetischer Linien ziehen. 1998 ist Wissenschaftlern der Universität Frankfurt zum ersten Mal der Nachweis gelungen, dass der außergewöhnliche Orientierungssinn der Brieftauben kleinsten Magnetkristallen im Schnabel der Vögel zuzuschreiben ist, mit denen sie sich am Erdmagnetfeld orientieren.

Aus altem und neuem Wissen sowie praktischen Erfahrungen entwickelten sich verschiedene Anwendungsmöglichkeiten der Magnettherapie. Die Magnetanwendung ist eine ideale, natürliche, stimulierende Methode mit ganzheitlicher Wirkung, die sich besonders auch zur Gesundheitsvorsorge eignet. Denn die medizinische Nutzung der Magnetkraft steht nicht im Widerspruch zur modernen Medizin, vielmehr stellt sie eine sinnvolle Ergänzung dar.

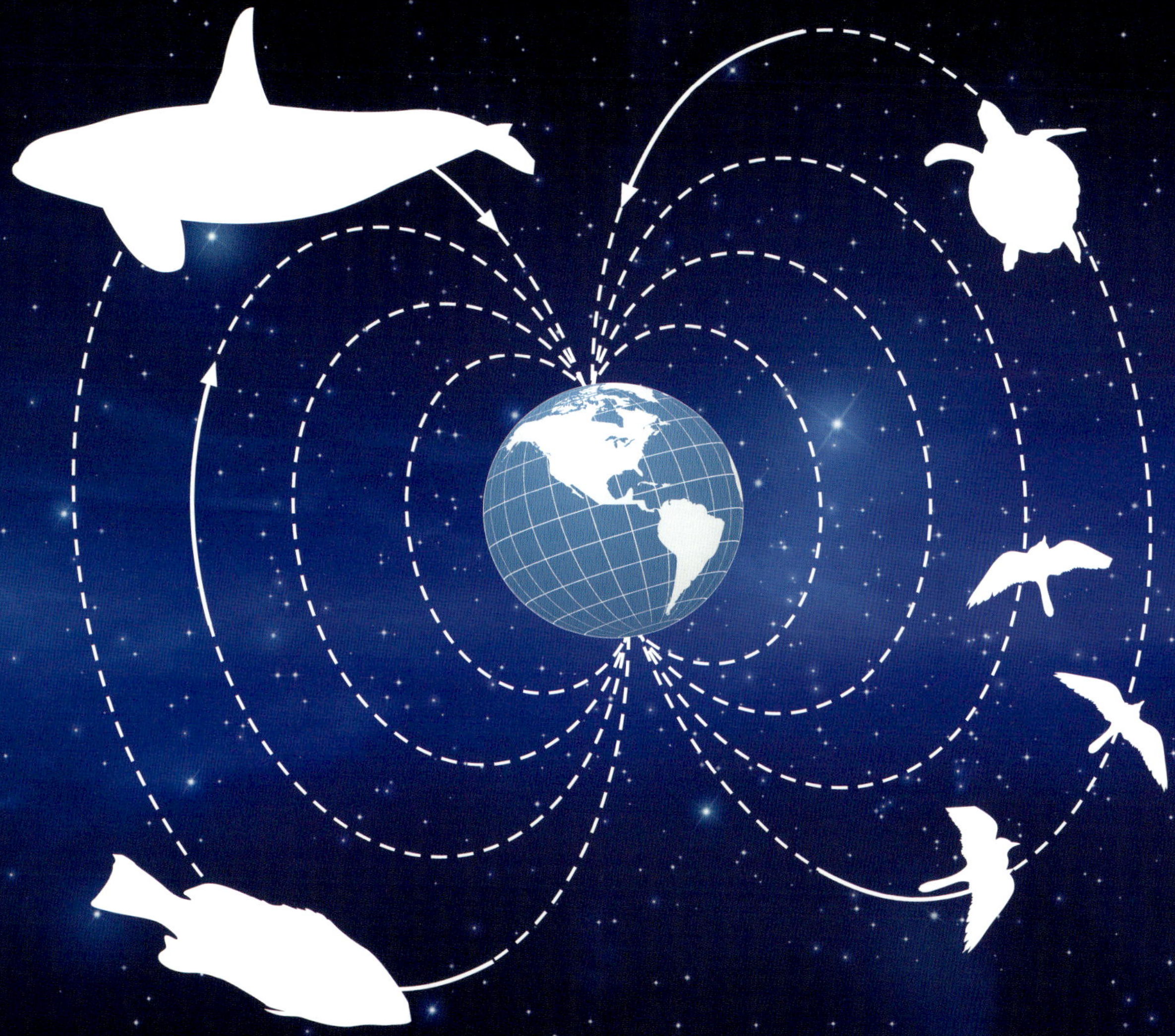

Millionen Menschen weltweit nutzen die Magnettherapie

> zur Förderung des Wohlbefindens
> zur Schmerzlinderung
> zur Reduktion von Stress
> zur Gewinnung von mehr Energie
> zur Linderung von Depressionen

Die regenerierende Kraft von Magnetfeldern

Magnetfelder wirken auf den Körper als Ganzes. Sie durchdringen Gewebe und Zellen. Auf diesem Weg regulieren und stimulieren sie auf natürliche Weise viele für das Leben wichtige chemo-elektrische Vorgänge in den Körperzellen. Zellen sind die kleinsten lebenden Bausteine, aus denen sich der Organismus aufbaut. Das natürliche Erdmagnetfeld und gleichermaßen ein künstlich erzeugtes therapeutisches Magnetfeld können auf den Stoffwechsel der Zellen Einfluss nehmen. Der Zellstoffwechsel ist elementar wichtig für die Aufrechterhaltung des gesamten Lebens. Über den Stoffwechsel in der Zelle wird sichergestellt, dass dem Organismus die für alle Funktionen erforderliche Energie zur Verfügung steht.

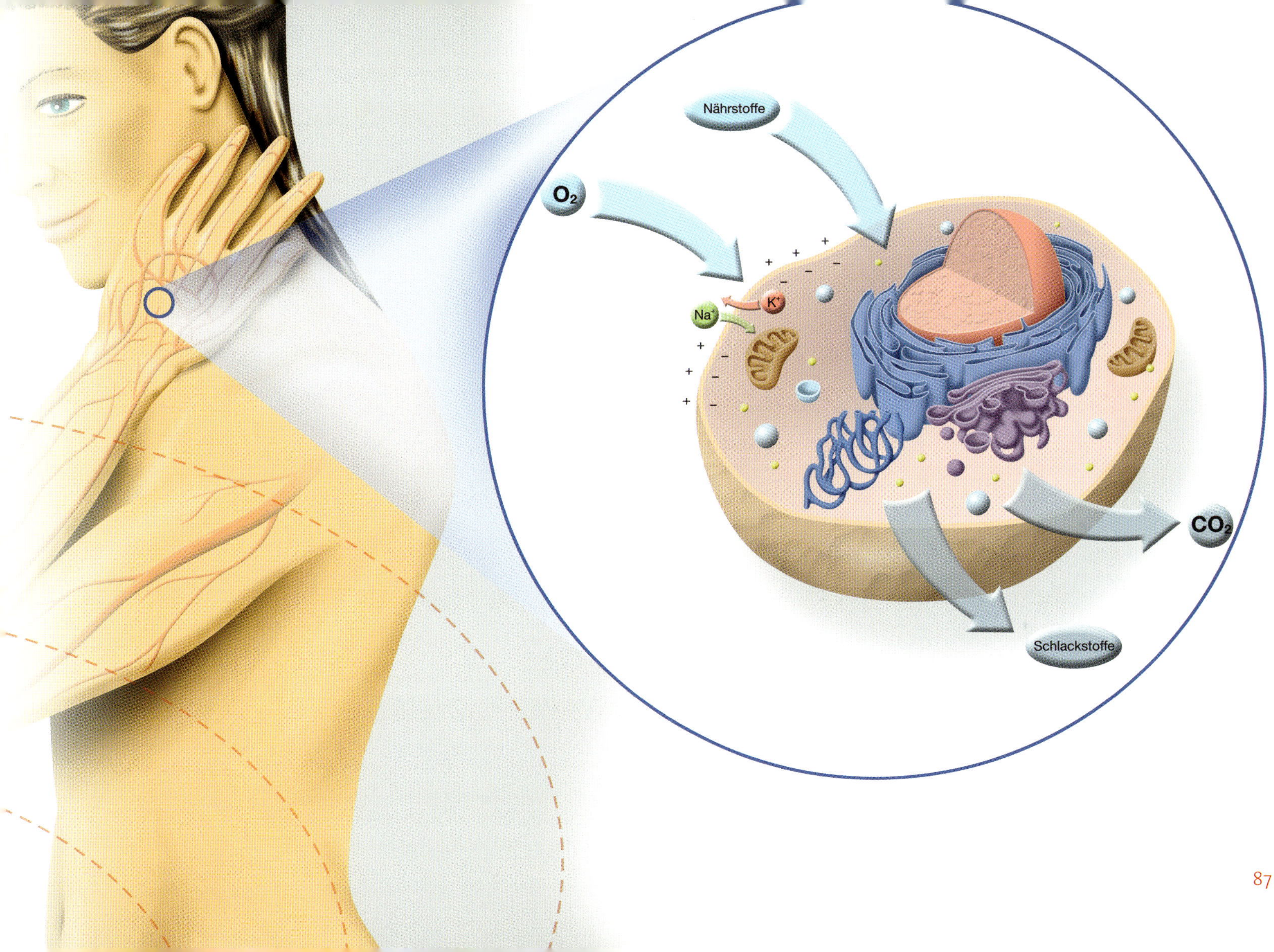
Nährstoffe
O_2
K^+
Na^+
CO_2
Schlackstoffe

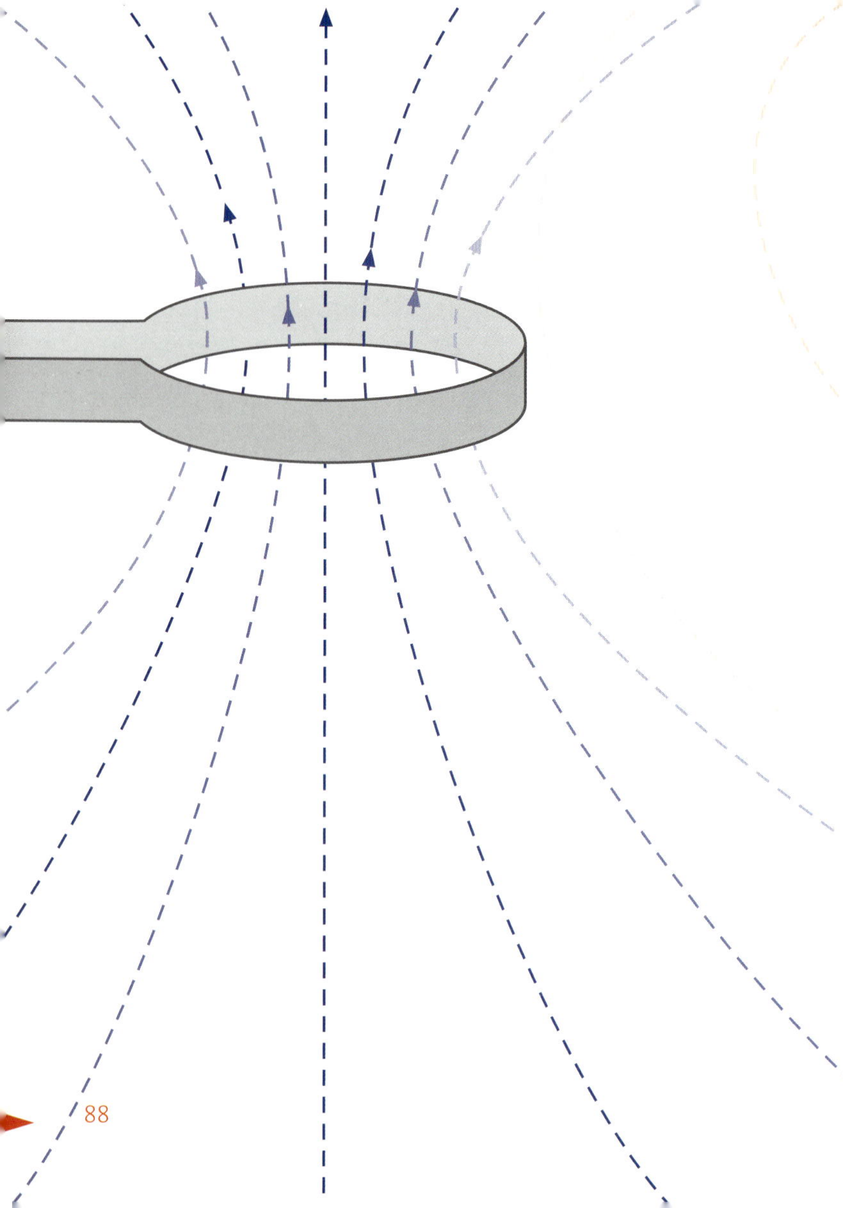

Magnete – die Geschichte einer wundersamen Kraft

Magnete haben für viele Menschen etwas Mystisches. Denn der Mensch hat keinen Wahrnehmungssinn für ihre Kraft, zumindest keinen körperlichen! Er kann Magnete und deren Energiefelder weder sehen, hören, riechen, schmecken noch direkt fühlen. Aber die Kraft der Magnete wird vielfach sichtbar: Sie ziehen ferromagnetische Gegenstände oder andere Magnete wie von Geisterhand an.

Seit der Antike weist der Magnetismus Seefahrern den Weg, heute liefert der Magnetismus die Grundlage von Festplattenspeichern in der Computertechnik. Ohne die Messung kleinster Magnetfelder wäre kein Blick ins menschliche Hirn mittels Kernspintomografie möglich.

Seit Jahrtausenden macht sich der Mensch den Magnetismus zunutze. Er misst Magnetfelder, anfangs mit Kompassnadeln, heute mit hochempfindlichen Hall-Sonden und sogenannten Squids, den gegenwärtig empfindlichsten Festkörper-Sensoren zur Messung magnetischer Felder. Er lernte, den Ursprung des Magnetismus zu verstehen und kontrolliert magnetische Effekte mehr und mehr.

Doch mit dem genauen Blick in den Körper über Kernspintomografen und mit schnellen Festplatten ist das Ende der Magnetforschung noch lange nicht erreicht. Neue, überraschende Phänomene wie der Riesenmagnetwiderstand oder das magnetische Verhalten von Kunststoffen und Nanostrukturen stellen die Wissenschaftler vor immer neue Herausforderungen. 2007 ging der Nobelpreis für Physik an den Jülicher Wissenschaftler Peter Grünberg und den Franzosen Albert Fert. Sie hatten 1988 unabhängig voneinander den Riesenmagnetwiderstand (GMR), einen bis dahin unbekannten magnetischen Effekt, entdeckt, der heute in fast allen Computerfestplatten genutzt wird.

Die stärksten magnetischen Kräfte werden aber im Universum entfesselt, wenn Neutronensterne kollidieren. Dabei entstehen vermutlich Felder, die eine Billiarde mal stärker sind als das der Erde. Astronomen hoffen, mit ihnen die heftigsten Explosionen seit dem Urknall erklären zu können.

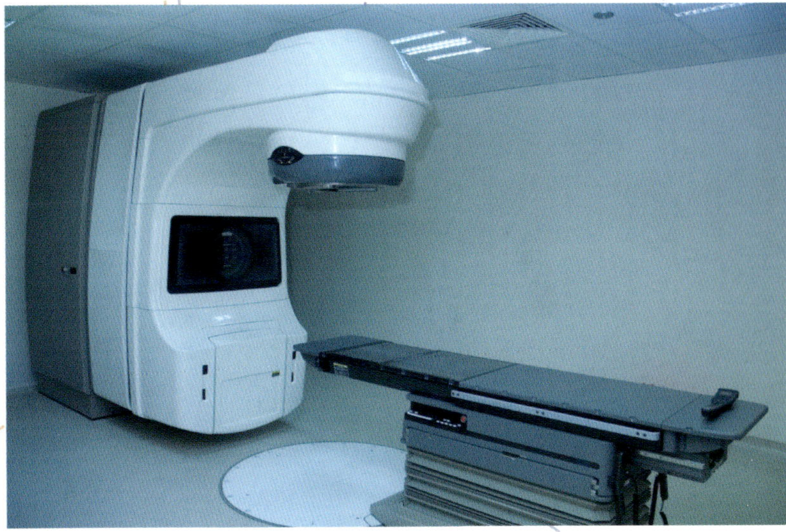

Was ist die Kernspintomografie?

Die Kernspintomographie, auch Magnet-Resonanz-Tomografie (MRT) genannt, ist eine diagnostische Technik zur Darstellung der inneren Organe und Gewebe mithilfe von Magnetfeldern und Radiowellen. Das technische Prinzip wurde 1946 von Bloch und Purcell unabhängig voneinander entdeckt. 1952 erhielten die beiden Wissenschaftler den Nobelpreis für ihre Entdeckung. Weiterentwicklung zu einer Medizintechnik durch Lauterbur und Mansfield (1973). Dafür bekamen sie 2003 den Nobelpreis für Medizin. In der Praxis verfügbar ist das Verfahren seit 1984.

Was ist ein Magnet?

Der Begriff kommt aus dem Griechischen, soll der erste natürliche Magnet doch in der Stadt Magnesia entdeckt worden und nach seinem Fundort benannt sein.

Der Raum um einen Magneten, die Umgebung, in der magnetische Kräfte feststellbar sind, ist das magnetische Feld. Wie jedes Material besteht auch ein Magnet aus sehr vielen kleinen Teilchen, den Atomen. Das Atom ist der kleinste Magnet. Atome kann man von der Struktur her vergleichen mit unserem Sonnensystem: Die Sonne steht im Zentrum (= Atomkern) und die Planeten (= Elektronen) kreisen in der Umlaufbahn. Der Atomkern besitzt eine positive Ladung, und die Elektronen in der Hülle sind negativ geladene Teilchen. Positive und negative Teilchen ziehen sich an. Magnetismus hält damit die Materie zusammen.

Neben natürlichen Magneten, wie sie in Form von magnetischem Eisenerz vorkommen, gibt es auch industriell erzeugte. Für die Herstellung von Magneten werden unterschiedliche Materialien verwendet. Man stellt sie aus Eisen, Stahl und Legierungen aus Aluminium, Nickel, Kobalt und Eisen (AlNiCo) her.

Die Enden eines Magneten heißen Magnetpole (Nordpol und Südpol). Der Nordpol ist meist rot, der Südpol grün gekennzeichnet. Allen ist jedoch gemein, dass sich ihre Atome permanent oder zumindest zeitweise in einer Reihe ausrichten lassen.

Ein Magnet hat die Eigenschaft, Stoffe wie Eisen, Nickel und Kobalt anzuziehen. Diese Stoffe nennt man auch ferromagnetische Stoffe.

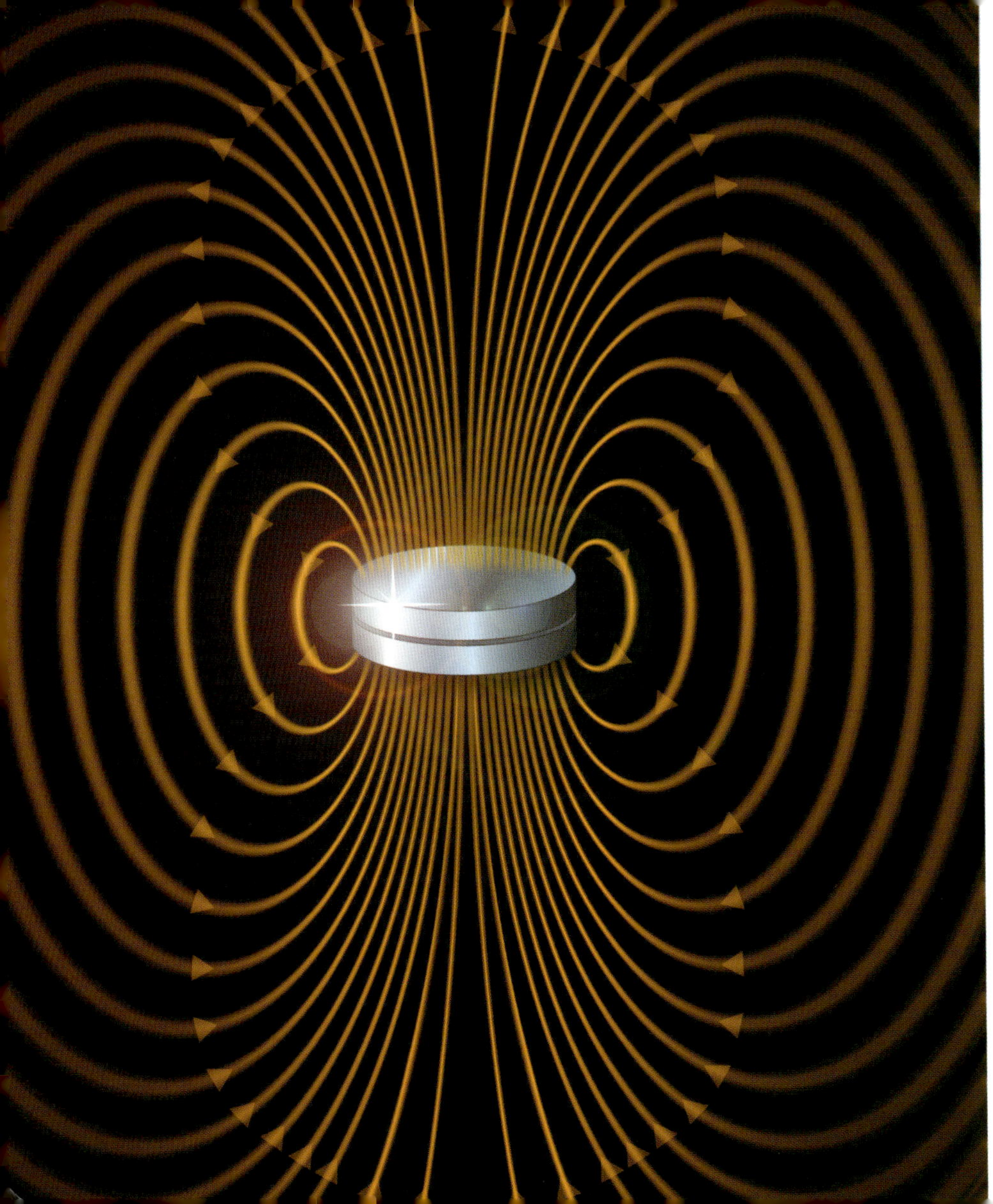

Es ist bekannt, dass ohne den Erdmagnetismus ein Leben auf unserem Planeten nicht möglich wäre. Neueste Untersuchungen zeigen, dass viele so genannte Zivilisationskrankheiten, insbesondere die degenerativen Prozesse, auf ein umweltbedingtes, abgeschwächtes oder sogar fehlendes Magnetfeld zurückzuführen sind.

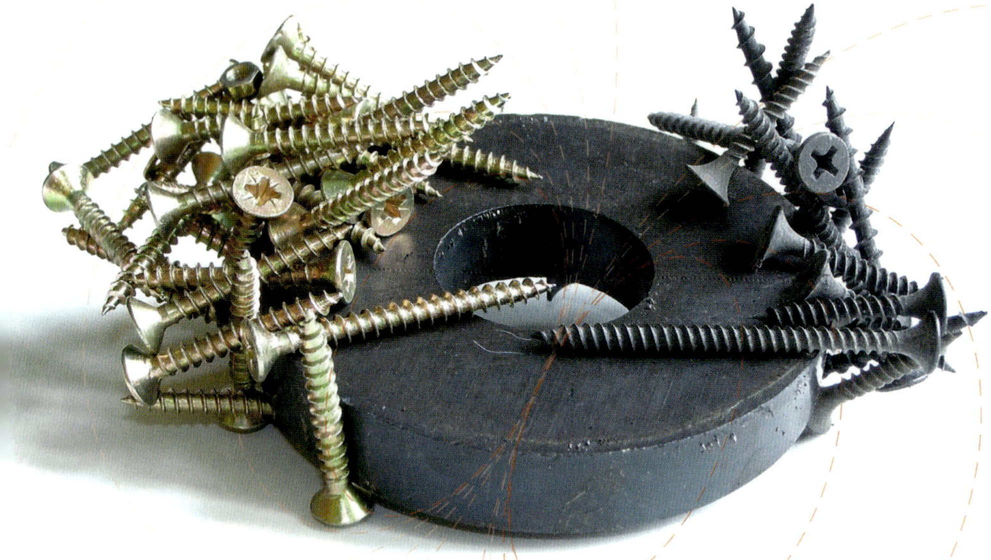

Aufbau eines Magneten

Normalerweise sind die Elementarmagneten ungeordnet. Die Nord- und Südpole zeigen in alle Richtungen, die magnetische Kraft wird dadurch neutralisiert. Man kann die Elementarmagneten in eine einzige Richtung bringen (magnetisieren); das dann magnetisierte Metall zeigt nach außen hin magnetische Wirkung. Zeigen alle Elementarmagneten in exakt dieselbe Richtung, spricht man von magnetischer Sättigung (stärker kann der Magnet dann nicht mehr werden). Man magnetisierte früher einen ferromagnetischen Stoff, indem man einen Magneten an ihm entlangzog und so die Elementarmagneten ordnete. Heute geschieht das mit Spezialmaschinen.

Durch starke Erschütterungen oder Temperaturen über 770° C wird ein Magnet wieder entmagnetisiert, die Elementarmagneten geraten in Unordnung.

Das Polare Prinzip der Magneten

Magnete können ganz unterschiedlich aufgebaut sein. Bei natürlichen Magneten befindet sich der Südpol des Magneten auf der einen Seite, der Nordpol auf der anderen Seite. Nur Menschen haben künstlich Magnete erzeugt, die auf derselben Oberfläche verschieden gepolt sind. Dabei können sich im Gegensatz zum natürlichen Magneten unterschiedliche (positive und negative) Ladungen auf einer Seite des Magneten befinden.

Unterschiedliche Pole ziehen sich gegenseitig an und gleiche Pole stoßen sich ab. Das polare Prinzip finden wir in unserem Leben in Form von Tag und Nacht, warm und kalt, gut und schlecht, richtig und falsch etc. wieder. Auch in der fernöstlichen Philosophie und in der Akupunktur, einer Heilweise aus der chinesischen Medizin, steht die Dualität, das Prinzip von „Yin" und „Yang" im Mittelpunkt.

Die von Pol zu Pol verlaufenden magnetischen Kraftlinien bewegen sich in einer dreidimensionalen Drehbewegung. Im Kraftfeld des Nordpols bewegen sich die Elektronen gegen und im Kraftfeld des Südpols im Uhrzeigersinn (Elektronen-Spin).

Magnetpower: Mehr wirkt nicht stärker

Mehr ist nicht immer besser! In Japan, dem Land mit der wohl größten Anzahl von Nutzern der Magnettherapie, empfiehlt man, dass Therapiemagnete mindestens eine Stärke von 0,005 Tesla haben sollten. In der Regel werden Therapiemagnete mit einer Stärke von 0,01 bis 0,02 Tesla eingesetzt.

Magnetwirkung auf einen Körper

Wie tief die Magnetwirkung, z. B. in das Gewebe der Haut eindringen kann, hängt von der Größe und der Stärke des Magneten ab.

Die Magnetarten

Natürliche Magnete

Der in der Natur vorkommende Magnetstein (Magnetit) setzt sich sowohl aus eisenhaltiger Lava, die aus dem Inneren der Erde stammt, als auch aus dem Stickstoff der Atmosphäre zusammen. Diese abgekühlte Lava bewahrt den natürlichen Magnetismus der Erde und wurde schon vor Tausenden von Jahren von Menschen bearbeitet und zur Behandlung von Beschwerden eingesetzt.

Dauer-/Permanentmagnete

Ein Dauermagnet (auch: Permanentmagnet) ist ein Magnet aus einem Stück eines magnetisierbaren Materials wie Eisen, Kobalt oder Nickel, das sein statisches Magnetfeld behält, ohne dass man wie bei Elektromagneten einen elektrischen Stromfluss benötigt. Dauermagnete besitzen an ihrer Oberfläche je einen oder gleichviele gleichnamige Pole (Nord- und Südpol). Ein Permanentmagnet besteht aus vielen sehr kleinen Elementarmagneten, die durch eine Ansammlung von Atomen gebildet werden. Bei jedem Atom umkreist mindestens ein Elektron den Atomkern.

Elektromagnete

Diese Magnete entstehen technisch durch Induktion, d. h. sie werden mittels Strom geschaffen. Ein Eisenkern, der von einem isolierten elektrischen Leiter umgeben ist, wird durch Stromfluss zu einem Magneten. Der Strom magnetisiert den Kern. Schon im Jahr 1820 stellte der Physiker Hans Christian Ørsted fest, dass eine Kompassnadel von stromdurchflossenen Leitern beeinflusst wird.

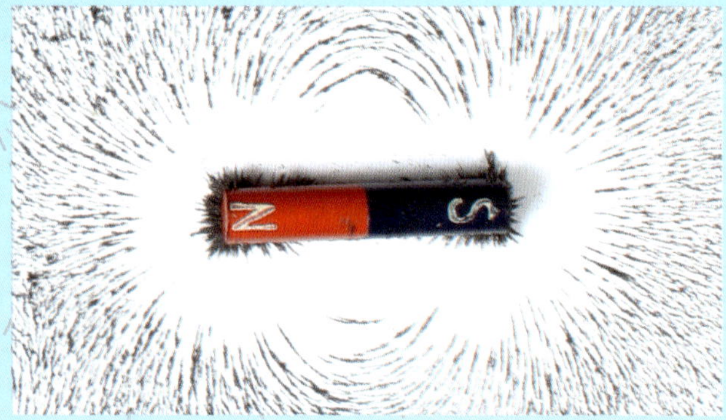

Neodym-Magnete

… sind die neuesten, stärksten und teuersten Magnete. Man kann sie nur in relativ kleinen Größen herstellen. Sie bestehen aus einer Legierung von etwa einem Fünftel Bor und vier Fünfteln Neodym. Sie werden häufig in der Herstellung von Magnetschmuck verwendet. Sie verlieren nur einen ganz geringen Teil ihrer magnetischen Kraft pro Jahr.

Bor ist ein dreiwertiges, seltenes Halbmetall. Die Fähigkeit des Bors, über kovalente Bindungen (Bindung der Atome) stabile räumliche Netzwerke auszubilden, ist Hinweis auf die chemische Ähnlichkeit des Bors mit seinen Periodennachbarn Kohlenstoff (aus dem in verdichteter Form der Diamant besteht) und Silicium.

Neodym ist ein chemisches Element. Die Elementbezeichnung leitet sich von den griechischen Worten neos für „neu“ und didymos für „Zwilling“ (als Zwilling von Lanthan) ab. Das Element wird den „Metallen der seltenen Erde“ zugeordnet. Dieser Begriff stammt noch aus der Zeit der Entdeckung dieser Elemente und beruht auf der Tatsache, dass sie zuerst in seltenen Mineralien gefunden und aus diesen in Form ihrer Oxide (früher „Erden“) isoliert wurden.

Gauß oder Tesla?

Die von Magnetschmuckherstellern angegebene Gaußstärke bezieht sich auf die Teslastärke pro Magnet. Die magnetische Flussdichte wurde früher in Gauß (benannt nach Carl Friedrich Gauß) gemessen, die neue Einheit heißt Tesla (benannt nach Nikolai Tesla). 1 Tesla = 10 000 Gauß.

Wasser – Quelle des Lebens

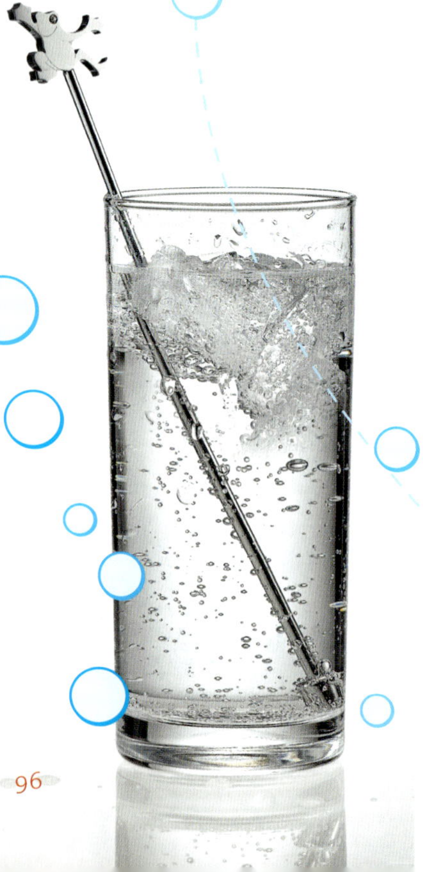

Lebenselixier Wasser

Wasser ist die Quelle des Lebens, es ist ein Symbol für Lebenskraft, Reinigung und Erneuerung. Pflanzen, Tiere und Menschen benötigen es, um zu überleben. Ob von innen oder außen – ohne H_2O läuft in unserem Körper nichts, denn für alle Stoffwechselreaktionen unseres Körpers ist Wasser nötig. Neue Erkenntnisse über die Bedeutung des Wassers und seine Funktionen im Lebenssystem, nach denen alle Anzeichen des Alterns auf die eine oder andere Weise mit einer langsamen Austrocknung von lebenswichtigem Körpergewebe und Schädigungen durch die Aktivität freier Radikale verbunden sind, könnten unsere Ansichten über das Wasser für immer ändern. Lebendiges Wasser wirkt als Lebenselixier für die Zellen, für Gesundheit und Jugendlichkeit.

Die Erde ist zwar zu zwei Dritteln mit Wasser bedeckt, aber nur ein verschwindend geringer Prozentsatz des gesamten Vorkommens steht als Trinkwasser zur Verfügung. In Zahlen: Schätzungen gehen von einer Gesamtwassermenge von 1,40 bis 1,60 Milliarden Kubikkilometer aus. Doch nur 0,03 Prozent dieser Wassermassen kann der Mensch als Trinkwasser nutzen. Das ist nach Ansicht des „Planet Wissen"-Autors Götz Bolten zu wenig, denn nach Angaben des „Worldwatch Institute State of the World" verbraucht die Menschheit jährlich weit über 4.000 Kubikkilometer Wasser – dies ist etwa die Hälfte des potenziell verfügbaren Trinkwassers.

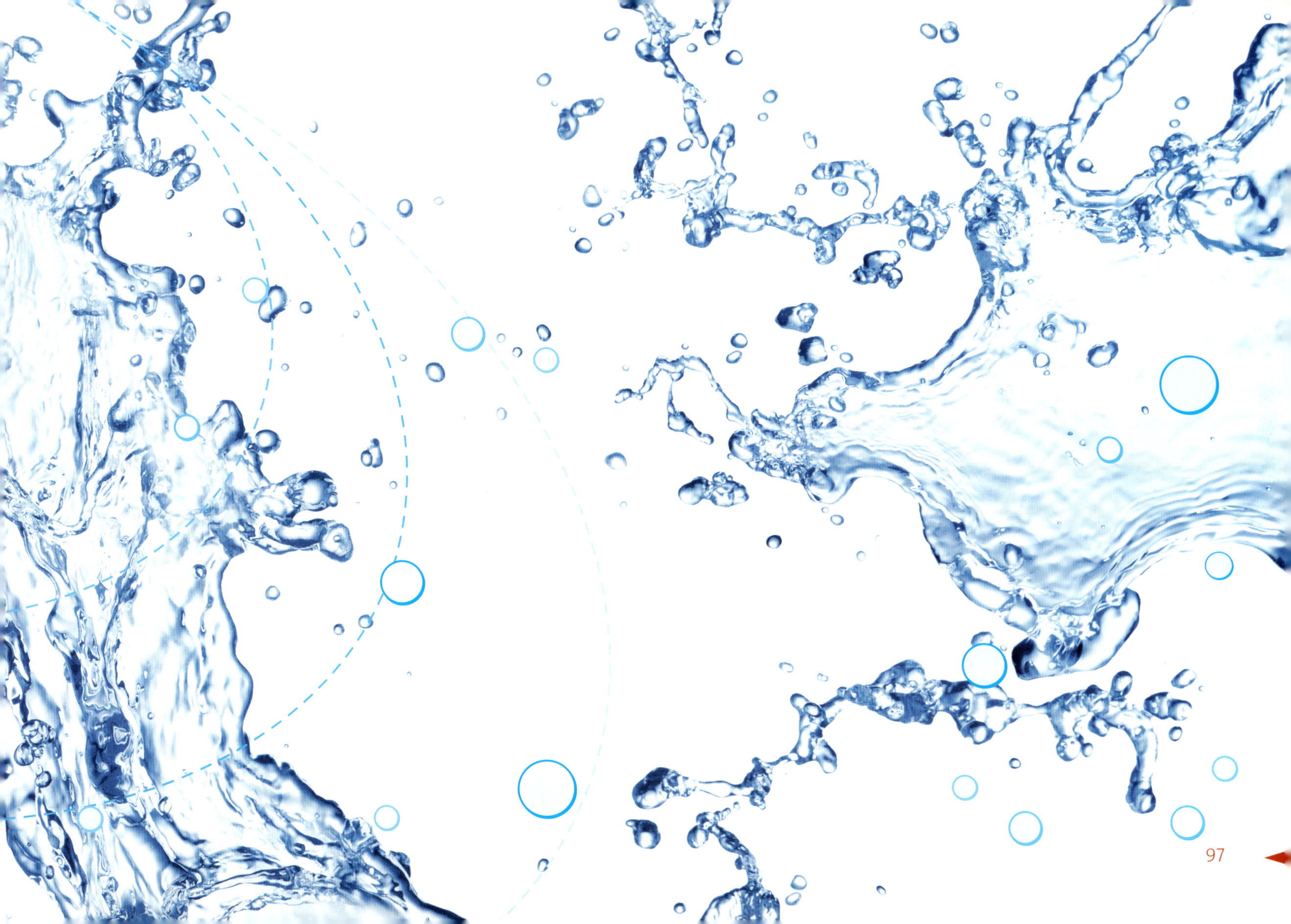

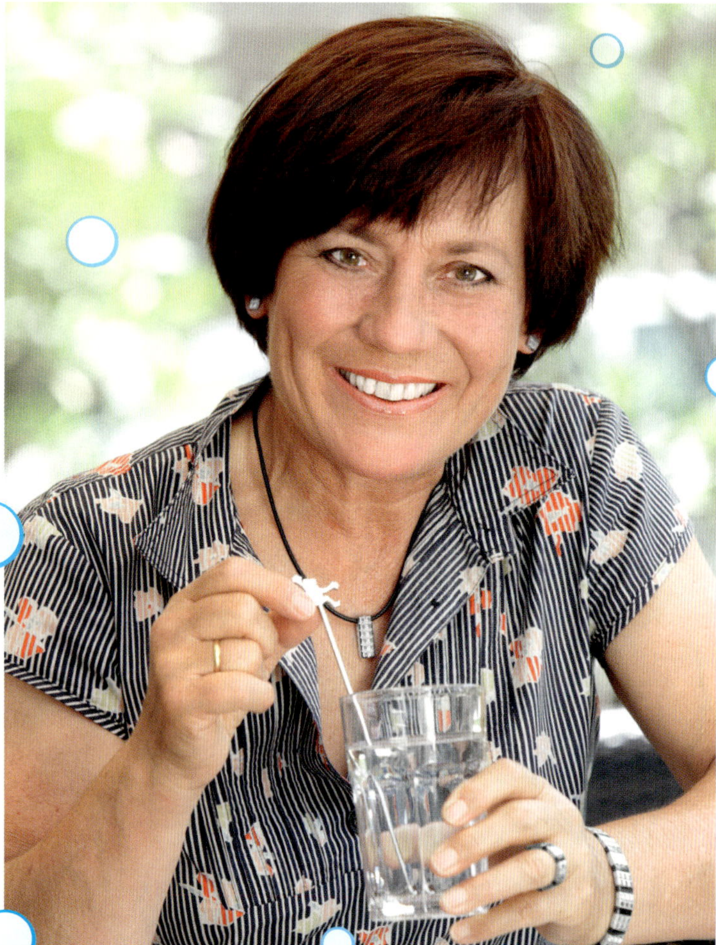

Wasser – Elixier des Lebens

Wir leben nicht nur auf einem blauen, weil von Meeren und Ozeanen geprägten Planeten, auch der Mensch besteht zu über 70 Prozent aus H_2O, das Gehirn sogar zu 85 bis 90 Prozent. Täglich muss der Mensch etwa zwei bis drei Liter Wasser zu sich nehmen. Denn alle physiologischen Vorgänge erfordern Wasser für den Transport von Nährstoffen, Enzymen, Vitaminen, Spurenelementen etc. und ebenso für den Abtransport von Gift- und Ausscheidungsstoffen.

Durch tägliches Trinken von magnetisiertem Wasser kann der körperliche Reinigungsprozess wesentlich gefördert werden.

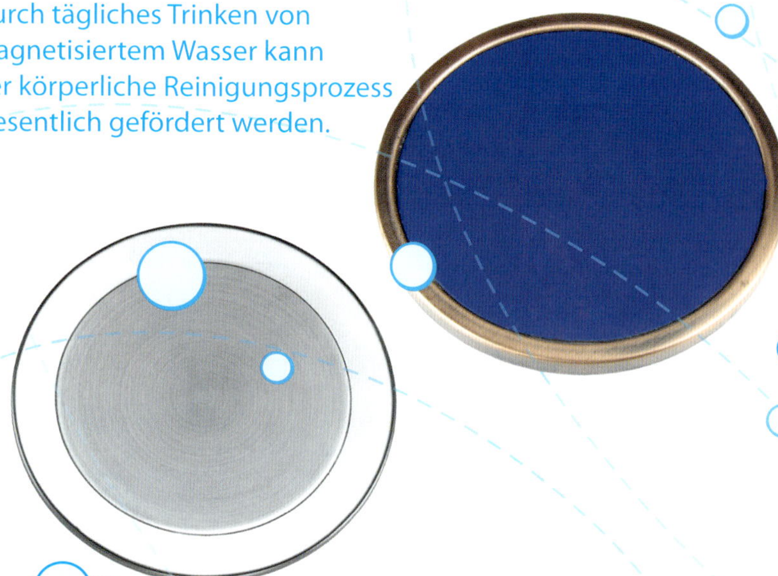

Munter wie ein Fisch in magnetisiertem Wasser

Welchen Einfluss magnetisiertes Wasser beispielsweise auf Harnsteine hat, wurde in einer experimentellen klinischen Studie von der urologischen Sektion der Chirurgischen Abteilung des Tongji Hospitals in China untersucht. Seit 1979 ist hier Grundlagenforschung geleistet worden:

> Getestet wurde die Löslichkeit von Oxalat, Harnsäure und Phosphat-Harnsteinen in herkömmlichem und in magnetischem Wasser. Es stellte sich heraus, dass Phosphat-Harnsteine in magnetischem Wasser eine bessere Löslichkeit aufwiesen.

> Die physikalischen und chemischen Eigenschaften von magnetischem Wasser sind untersucht worden, wobei sich herausstellte, dass sich Kalziumkristalle ebenfalls in derartigem Wasser auflösten.

> Experimente mit Fischen in magnetischem Wasser haben gezeigt, dass der Gehalt an Kalziumkristallen in ihren Nieren und das Kalziumniveau in ihrer Gewebestruktur geringer waren als bei Tieren, die in herkömmlichem Wasser lebten.

Magnetwasserstäbe machen das Trinken von den für das menschliche Wohlbefinden und die Gesundheit benötigten 1,5 bis zwei Litern Wasser zum Vergnügen. Den Magnetischen Wasserstab einfach ins Wasserglas oder andere Getränke stellen, kurz umrühren, fertig! Magnetisiertes Wasser hilft u. a. gegen Verstopfungen. Viele Menschen berichten von deutlichen Verbesserungen bei regelmäßiger Anwendung nach ein bis zwei Wochen.

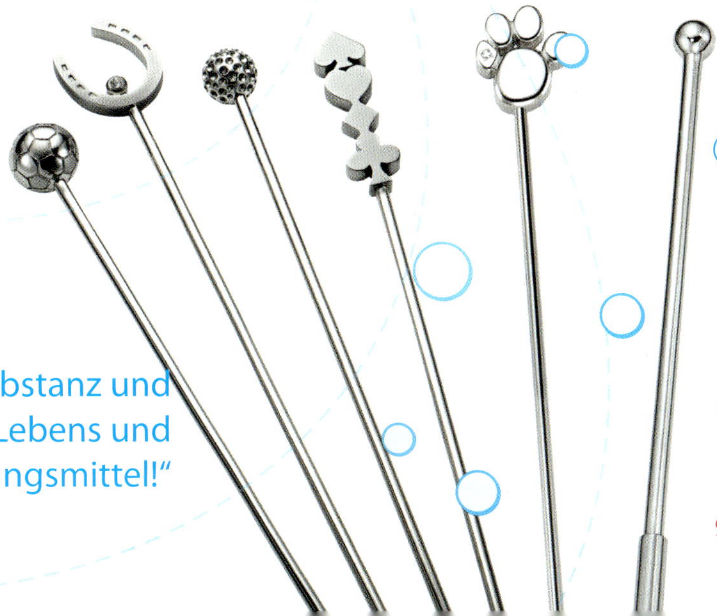

„Wasser ist die Ursubstanz und Grundbaustein allen Lebens und wichtigstes Grundnahrungsmittel!“

Wasser hat ein Gedächtnis

Bisher war man der Ansicht, dass alle Funktionen des Körpers durch die Kombination der im Wasser gelösten Stoffe gesteuert würden. Dem Wasser selbst wurde keine weitere Funktion zugeschrieben. Wasser ist im menschlichen Organismus jedoch mehr als ein Transportmittel. Zwar führt es lebenswichtige Stoffe zu und leitet Schadstoffe aus. Der Gesundheitswert des Wassers hängt neben der Schadstofffreiheit von seiner energetischen Qualität und von seiner Fähigkeit, Informationen zu speichern, ab. Entscheidend ist hierfür die Struktur des Wassers und sein Informations- und Energiegehalt. Ja, Wasser hat so etwas wie ein Gedächtnis! Es kann Informationen speichern und wieder abgeben. So können Schadstoffe im Wasser auch dann noch auf Menschen wirken, wenn die Schadstoffe selbst darin nicht mehr enthalten sind. Das Wasser hat die Informationen aufgenommen, und diese wirken weiter.

Natürlich magnetisiertes Quellwasser

Es gibt große Unterschiede zwischen trinkbarem, gesundem und lebendigem Wasser. Was macht gutes Trinkwasser überhaupt aus? Gutes Trinkwasser soll bestenfalls frisch und rein wie bei einer kristallklaren, kühlen Hochgebirgsquelle sein und ausschließlich wertvolle natürliche gelöste Stoffe wie Mineralien in sich tragen. Seine Energie erhält hochwertiges Wasser unter anderem auch aus den Gesteinen und Mineralien, wobei jedes Gestein und jedes Mineral wiederum über seine eigene, ganz individuelle Energie verfügt. Auch die Kräfte des Erdmagnetismus wirken auf das Wasser während seines Weges aus den Tiefen der Erde an die Oberfläche.

Natürliches Quellwasser ist durch das Magnetfeld der Erde leicht magnetisiert und elektrisch neutral. Im Gegensatz dazu büßt das Wasser im städtischen Alltag die Balance auf seinem Weg durch lange Leitungen ein, indem es Elektronen verliert aufgrund des ständigen Aufpralls gegen die Wände der Röhren. Es wird somit chemisch instabil. Um seine elektrische Neutralität wieder zu erlangen, muss dieses chemisch instabil gewordene Leitungswasser erneut magnetisiert werden. Zu diesem Zwecke eignen sich Magnete.

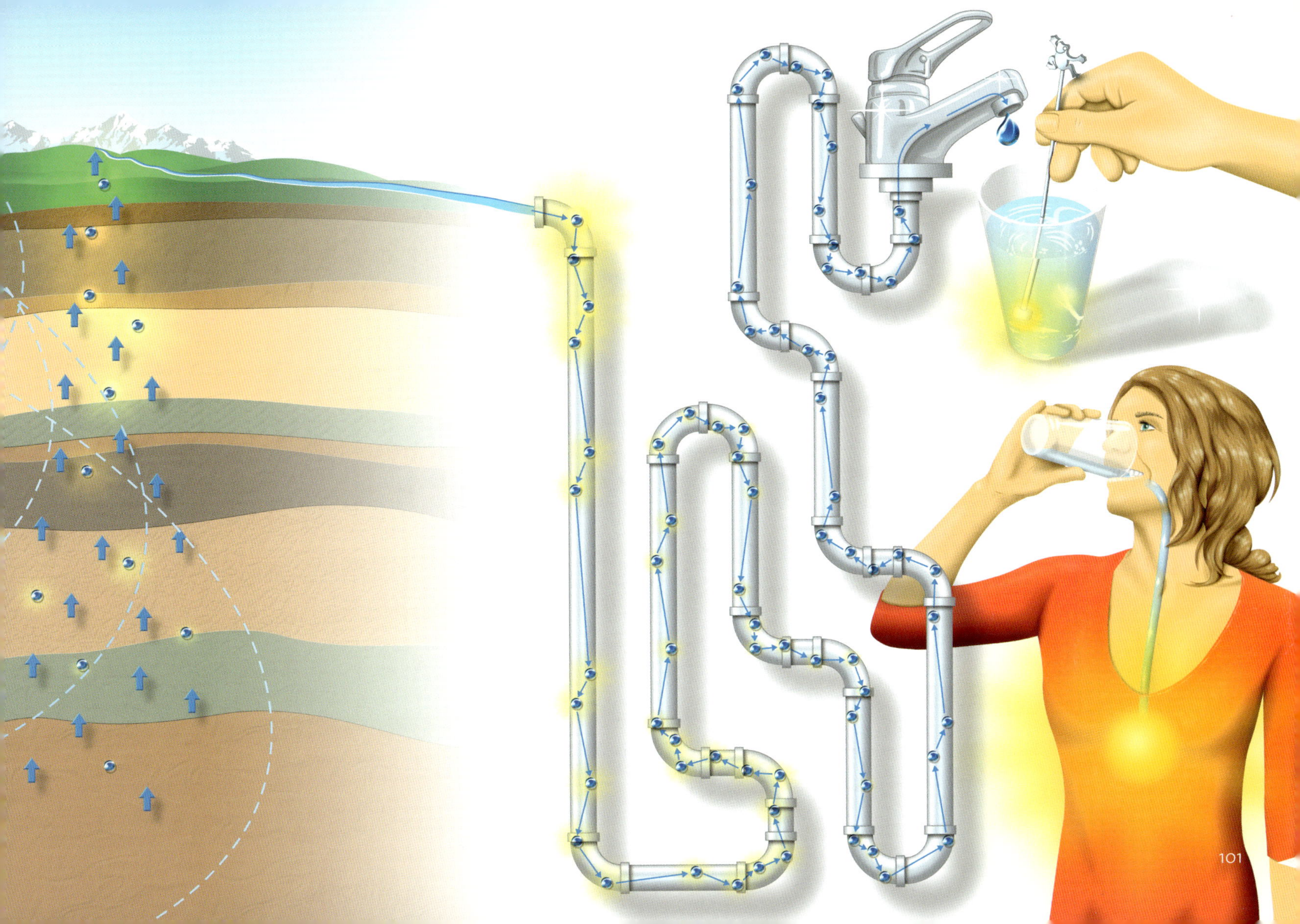

Tipps zum richtigen Wassertrinken

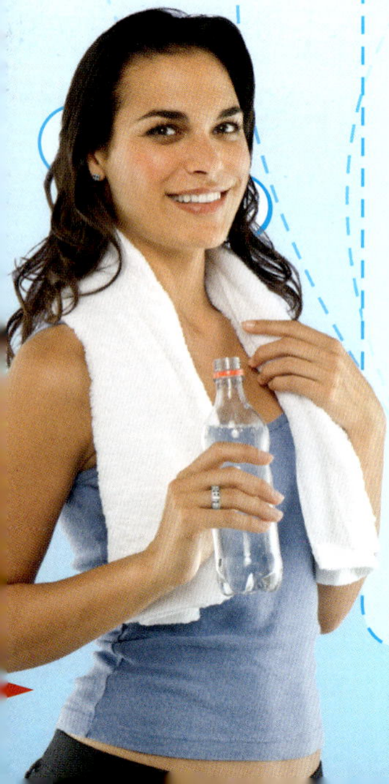

Trinken Sie morgens gleich nach dem Aufstehen zwei Gläser magnetisiertes Wasser.

Das braucht Ihr Körper dringend, um den Flüssigkeitsverlust während der Nacht auszugleichen.

Trinken Sie jeweils eine halbe Stunde vor jeder Mahlzeit ein großes Glas magnetisiertes Wasser.

So geben Sie Ihrer Bauchspeicheldrüse genügend Wasser, um die extrem sauren Verdauungssäfte des Magens beim Eintritt in den Darm zu neutralisieren.

Trinken Sie Wasser vor dem Sport – wichtig fürs Schwitzen!

Ihr Körper kann seine lebenswichtigen Organtemperaturen nur regeln, wenn genügend Wasser zum Verdunsten vorhanden ist.

Trinken Sie täglich mindestens zwei bis drei Liter reines Wasser.

Sie müssen durch Gehen, Laufen, Schwitzen, Sport treiben und allgemeine Anstrengungen verlorenes Wasser ersetzen. Als Faustregel gilt: 30 bis 40 ml Wasser pro Kilogramm Körpergewicht. Bei 60 kg ca. 2 Liter (Frauen) und 80 kg ca. 3 Liter (Männer).

Alkohol, Kaffee und Schwarztee entziehen dem Körper Wasser.

Koffein- und teeinhaltige Flüssigkeiten und harntreibende Substanzen sorgen dafür, dass die Nierentätigkeit angeregt wird. Deshalb müssen wir nach dem Kaffee- oder Biertrinken schneller zur Toilette und verlieren große Mengen an Wasser. Gleichen Sie dies durch Wassertrinken aus.

Wasser ist besonders wichtig für Menschen, die wenig Obst und Gemüse essen.
Die Zellflüssigkeit in Obstzellen ist der Zellflüssigkeit in menschlichen Zellen sehr ähnlich. Daher kann Obstsaft aus frischem Obst sofort von unseren Körperzellen absorbiert werden. Wenn Sie sehr viel frisch geerntetes Obst direkt vom Baum oder Strauch essen, können Sie Ihre zu trinkende Wassermenge reduzieren.

Trinken Sie Wasser immer ohne Kohlensäure.
Im 19. Jahrhundert begann man, Mineralwasser Kohlensäure beizumischen, um es haltbar zu machen. Heute befindet sich diese Substanz oft in Erfrischungsgetränken, um einen von vielen Menschen als aufregend empfundenen Eindruck des „Prickelns" beim Trinken zu erzeugen. Sauerstoff atmen wir ein. Kohlensäure stoßen wir hingegen sekundlich durch Ausatmen aus. Deshalb kann Kohlensäure als Abfallprodukt der Atmung bezeichnet werden.

Wasser ist durch kein anderes Getränk zu ersetzen!
Wasser ist ein Lösungs- und Reinigungsmittel. Sie waschen Ihre Wäsche auch nicht in Kaffee, Tee, Bier, Cola, Saft oder Milch! Das, was für Textilfasern gilt, ist genauso gut für Ihre Gefäße.

Ein Tipp für diejenigen, die kein reines Wasser mögen: Fügen Sie Ihrem Wasser einen Spritzer Zitronen- oder einen Schuss Apfelsaft hinzu. Dadurch erleben Sie einen angenehmen Geschmack, ohne die reinigende Wirkung des Wassers zu vermindern.

FAQs

Welches Magnetschmuckstück oder -Accessoire ist am wirkungsvollsten und passt am besten zu mir?

In erster Linie sollte Ihnen das Schmuckstück gefallen! Denn nur dann, wenn Ihnen Ihr Schmuck gut gefällt, werden Sie ihn auch regelmäßig tragen. Und nur so ist sichergestellt, dass die im Schmuck integrierten Magnete ihre Wirkung voll entfalten können. Und: Gleichgültig, wo Sie Ihren Magnetschmuck platzieren, die magnetische Kraft wirkt!

Wie lange behalten Neodym-Magnete ihre Wirkung?

Neodym-Magnete haben eine lebenslange Garantie auf ihre Magnetwirkung (Neodym verliert nur etwa ein Prozent seiner Stärke in 100 Jahren!).

Müssen Magnete am Puls anliegen?

Nein. Sie wirken überall dort, wo Blut fließt, d. h. an allen Körperstellen.

Wie lange dauert es, bis die Magnettherapie wirkt?

Manche Menschen verspüren die ersten positiven Wirkungen innerhalb weniger Tage. Andere wiederum beginnen erst nach zwei bis drei Wochen Veränderungen festzustellen. Dies ist individuell verschieden. Es kommt auf verschiedene Faktoren wie Art und Dauer der Beschwerde(n) an. Faustregel: Je länger die Befindlichkeitsstörungen und Leiden bereits dauern, desto länger braucht die Kraft der Magnete, um zu wirken. Normalerweise sind erste Zeichen dafür, dass die Magnettherapie wirkt, eine Erhöhung des Energielevels und ein besseres allgemeines Wohlbefinden. Hyperaktive fühlen sich dann beispielsweise ruhiger und ausgeglichener.

Gibt es Nebenwirkungen bei Magnettherapie?

In sehr seltenen Fällen haben Personen ein leichtes Unwohlsein – ähnlich der Erstverschlimmerung nach homöopathischen Gaben – verspürt. Dies hörte aber sofort auf, nachdem das Armband nur einige Stunden getragen wurde. Eine Verbesserung der ursprünglichen Beschwerden ließ sich trotzdem feststellen. Einige Zeit später konnte das Armband sogar den ganzen Tag getragen werden.

Ist es möglich, dass ich mein Armband am gleichen Arm trage wie meine Armbanduhr?

Ja, aber mechanische Uhren können durch das starke Magnetfeld beeinflusst werden. Sollten Sie eine solche Uhr tragen, erkundigen Sie sich bitte beim Hersteller der Uhr über magnetische Empfindlichkeit. Auch bei EC- und Kreditkarten gilt Vorsicht. Magnete können die Magnetstreifen der Karten beschädigen und sollten mit diesen magnetischen Zahlungsmitteln nicht direkt in Berührung kommen.

Sollte ich den Magnetschmuck ununterbrochen tragen?

Sie können Ihren Magnetschmuck Tag und Nacht tragen. Manche Menschen legen ihren Schmuck nie ab. Da das Magnetfeld der Erde nachts schwächer ist, reicht es normalerweise, den Schmuck nur tagsüber zu tragen.

Magnettherapie ist eine natürliche Therapie ,und Individuen reagieren unterschiedlich darauf. Probieren Sie, was für Sie am besten wirkt!

Sollte der Magnetschmuck die Haut berühren?

Sie können zum Beispiel Ihr Armband locker an Ihrem Handgelenk tragen. Die Magnete sind stark genug, um einen positiven Einfluss zu haben. Die Kraft der Magnete entfaltet sich, anders als bei der Akupressur, nicht über den Druck.

Kann ich den Magnetschmuck auch beim Duschen oder Baden tragen?

Wir empfehlen, dass Sie beim Duschen, Schwimmen oder bei „nasser" Hausarbeit den Magnetschmuck ablegen. Sonst könnten eingesetzte Steine oder Magnete herausfallen. Es kann auch sein, dass Haarspray, Parfüm, Deo oder Waschmittel die Legierung des Schmucks beschädigen.

Wie kann ich mein Kupferarmband reinigen?

Nehmen Sie ein kleines Stück Zitrone, Zitronensaft oder Essig und reinigen Sie damit das Kupfer. Danach mit klarem Wasser abspülen.

Kann sich mein Armgelenk verfärben, wenn ich ein Kupfer- Magnetarmband trage?

Bei manchen Personen kann sich das Armgelenk durch eine natürliche Reaktion zwischen der Säure, der Haut und dem Kupfer grünlich verfärben. Dies ist ein gutes Zeichen! Kupfer wird durch den Schweiß vom Armband abgelöst, gelangt auf die Haut und dringt von dort in den Blutkreislauf ein. Kupfer kann entzündungshemmend wirken, was von besonderem Vorteil für Menschen ist, die stark unter Arthritis oder Rheuma leiden. Die grüne Verfärbung kann leicht mit Wasser und Seife abgewaschen werden. Viele Magnettherapie-Produkte sind jedoch nicht aus Kupfer hergestellt, da manche Menschen diese zusätzliche Kupferzufuhr nicht mögen oder nicht benötigen. Auch aus technischen Gründen können nicht alle Designs aus Kupfer hergestellt werden. Selten haben Menschen eine allergische Reaktion auf Kupfer (Hautrötung).

Kann ein Magnetarmband Schmerzen im Knie lindern?

Der Magnet kann eine bessere Durchblutung bewirken, dadurch werden Schadstoffe eher ausgeschieden und Nährstoffe und Sauerstoff effizienter an alle Körperzellen (einschließlich der Zellen im Knie) transportiert. Der Körper kann sich dadurch besser selbst helfen. Ihre Kopfschmerztablette gelangt ja auch zunächst in den Magen und befreit Sie dennoch von Ihren Kopfschmerzen (siehe Wunderwerk Durchblutung Seite 46).

!

Sicherheitshinweise

Personen, die einen Herzschrittmacher tragen, sollten keine Magnetprodukte und -Schmuck verwenden, mit denen sie in die Nähe des Herzschrittmachers kommen. Denn die Magnete könnten Einfluss auf die Batterie des Gerätes nehmen. Fragen Sie aber Ihren Arzt, ob Sie beispielsweise ein Fußkettchen tragen dürfen. Damit verhindern Sie auf jeden Fall den Kontakt zum Oberkörper und damit eine Störung der Batterie Ihres Herzschrittmachers.

Impressum

Herausgeber	Dr. h.c. Petra Döring
Verlag	Magnetix Ltd. Monument House, 215 Marsh Road Pinner, Middlesex HA5 5NE United Kingdom www.magnetix.eu
Amtsregister	England and Wales, registration number 696 29 52
Gerichtsstand	Pinner, Middlesex, United Kingdom
Objektleitung & Chefredaktion	Ingrid Schick
Art-Direktion & Grafik	Silke Pentrop
Bildredaktion	Silke Pentrop, Katja Lohmann
Illustrationen	Jörg Mair
Korrektorat	Sabine Büsgen
ISBN	978-3-00-028713-8
	2. Auflage 2009